Jeremy Sherr
und Dynamis School

Die homöopathische Arzneimittelprüfung von

Germanium

72,61
Ge
32

Jeremy Sherr und die Dynamis School for Advanced Homeopathic Studies
Die homöopathische Arzneimittelprüfung von Germanium

Das englische Original erschien in dem Buch „Dynamic provings", Volume one.
Herausgeber der englischen Ausgabe: DYNAMIS BOOKS, 6 North Malvern Rd., Malvern, Worcester, England W14 4LT; © 1977 by Jeremy Sherr/Dynamis School

Aus dem Englischen übersetzt von Doris Zehren

Copyright der deutschen Ausgabe © Verlag Karl-Josef Müller, Zweibrücken, 1999

Alle Rechte, insbesondere auch das der Übersetzung, vorbehalten. Kein Teil dieses Buches darf ohne schriftliche Genehmigung des Verlages - nicht als Fotokopie, Mikrofilm, auf elektronischem Datenträger oder im Internet - reproduziert, übersetzt gespeichert oder verbreitet werden.

All rights reserved, including those of translation into other languages. No part of this book may be reproduced, translated, copied, filmed, taken into electronic files, data carriers or internet without written permission of the publisher.

Verlag Karl-Josef Müller
Maxstr. 11
D - 66482 Zweibrücken
Fax + ☎: 0049 - 6841 - 81269
eMail: K.-J.Mueller@t-online.de

1. Auflage Februar 1999
Druck: TUK-Kopierservice, Saarbrücken

ISBN 3-934087-00-0

Inhalt

Einleitung	4
Die Ausgangssubstanz	5
<u>Die homöopathische Prüfung von Germanium</u>	12
Gemüt - Wahnideen - Empfindungen	12
Gemüt - Intellekt	20
Allgemeines	26
Schwindel	29
Kopf	29
Augen	31
Ohren	31
Nase	32
Gesicht	33
Mund	33
Zähne	34
Innerer Hals	34
Äußerer Hals	35
Magen	35
Rektum	37
Stuhl	37
Harnorgane	37
Männliche Genitalien	28
Weibliche Genitalien	38
Atmung	40
Husten	40
Brust	41
Rücken	42
Extremitäten	42
Schlaf	44
Schweiß	45
Haut	45

Germanium

Einleitung

Den Entschluss, Germanium zu prüfen, fasste ich wegen dessen Bezügen zum Zeitgeschehen. In den achtziger Jahren hat der Gebrauch von organischem Germanium bei der Behandlung von vielen Krankheiten Verbreitung gefunden. Germanium-Kliniken schossen überall aus dem Boden, da den Patienten oft überraschende Ergebnisse bei ernsten Erkrankungen wie Krebs, Multipler Sklerose, Rheumatischer Arthritis oder Chronischem Müdigkeitssyndrom zuteil wurden. Germanium war das magische Zeichen, auf das viele Leute gewartet hatten.

Gleichzeitig mit der florierenden medizinischen Anwendung des Germaniums gewann es immer mehr Bedeutung auf dem technischen Sektor als Halbleitermaterial in Mikrochips, Solarzellen, Lasern, Supraleitern und anderen industriellen Technologieverfahren.

Es war schon ein richtiges Germanium-Zeitalter, das allerdings ein sehr abruptes Ende fand. Die Sekundärreaktion folgte auf dem Fuß mit einer steigenden Anzahl von Berichten über toxische Nebenwirkungen. 1989 wurde die medizinische Verwendung von Germanium in den USA unterbunden. Die Supraleiterwelle verebbte zu einem Rinnsal.

Im selben Jahr wich die Berliner Mauer endlich dem Druck des Friedens. Man kommt nicht umhin, dieses halbmetallische Element mit dem Land zu assoziieren, das ihm den Namen gab. Diese Assoziation scheint sich auch in manchen Träumen und Gemütssymptomen widerzuspiegeln, die während der Prüfung auftraten, aber ich überlasse es der unvoreingenommenen Meinung des Lesers, sich hier selbst ein Urteil zu bilden.

Die Prüfung von Germanium hat sich tief in meinen Geist eingeprägt. Es herrschte eine schwere, gedrungene, schwülstige Atmosphäre vor, als hätte sich eine dicke, graue Wolke über unsere Gemüter gelegt. Die Kommunikation während der Prüfung war schwierig. Die Prüfer waren gereizt und litten an extremer und langanhaltender Müdigkeit. Germanium erwies sich als machtvolle Substanz, die in der Lage war, Menschen über lange Zeiträume nachhaltig zu affizieren.

Unsere Leiden waren aber der Mühe wert. Das Mittel zeigt ein gut definierbares und wichtiges Bild. Seit Beendigung der Materialdurchsicht, haben meine Kollegen und ich Germanium bereits in einer Reihe von schwierigen Fällen erfolgreich eingesetzt. Das Gefühl des Versagens, der unterdrückte Ärger, Entfremdung, Legasthenie und Müdigkeit sind nur einige der Indikationen, die dieses Mittel so außerordentlich passend für unsere heutige Zeit machen. Eine große Lücke in unserer Materia medica konnte gefüllt werden.

J. Sherr

Die Ausgangssubstanz

Germanium ist ein grau-weißes, kristallines Metall mit folgenden physikalischen Eigenschaften: Schmelzpunkt 958,5 °C, Siedepunkt 2700 °C, Atomzahl 32, Atomgewicht 72,6, Valenzen +2 oder +4. Es gehört zur Gruppe IVa im Periodensystem und in die Reihe von C, Si, Ge, Sn und Plb. In Übereinstimmung mit seiner Stellung im Periodensystem ähneln die physikalischen und chemischen Eigenschaften des Germaniums denen von Silizium und, in geringerem Maße, denen von Zinn. Germanium kommt in vielen Sulfiderzen von Silber, Zinn, Blei und Zink vor. Seine Verwendung in der Elektro-, Metall- und Keramikindustrie beruht auf Eigenschaften wie seiner semi-unidirektionalen Leitfähigkeit für Elektrizität, seiner leichten Ausdehnung bei der Erstarrung und seiner hohen Festigkeit.

Es hat sich gezeigt, dass es in Böden und Gestein weltweit sehr verbreitet ist. Sein Auftreten in vielen Arten von veraschter Kohle bis zu einem Anteil von einem Prozent und mehr weist darauf hin, dass es von Pflanzen absorbiert wird. Getreidepflanzen wie Weizen und Gerste können ansehnliche Mengen an Germanium aufnehmen und speichern, wenn es in gelöster Form im Boden vorliegt. Im Trinkwasser können signifikante Mengen vorhanden sein, besonders, wenn dieses aus tiefen Quellen stammt. Germanium ist im Meerwasser zu finden und es wird als normaler Bestandteil des Blutes von Menschen und Schweinen angesehen. Trotz seiner weiten Verbreitung ist sehr wenig über seine Verteilung und Rolle im Stoffwechsel von pflanzlichen und tierischen Geweben bekannt.

Geschichte

Von dem russischen Wissenschaftler Mendeleev postuliert, wurde Germanium erstmals durch einen deutschen Chemiker, Clemens Winkler, im Jahre 1886 identifiziert. Es wurde bei der Analyse des Erzes Argyrodit, einem Silbermineral, isoliert. Winkler benannte es nach seinem Heimatland.

Wilhelm Reich und andere benutzten einen Germaniumstab, um einen Zugang zur universellen Energie zu finden und sich dadurch freie Elektrizität zu verschaffen. Mit Hilfe des Stabes waren sie in der Lage, Glühbirnen ohne Kosten zum Leuchten zu bringen. Später wurde Reich ins Gefängnis gesteckt, wo er 1957 starb. Alle seine Bücher und Unterlagen wurden verbrannt.

Quellen

Germanium gehört zur vierten Reihe im Periodensystem, zusammen mit Kohlenstoff, Silizium, Zinn und Blei. Normalerweise wird es als Halbmetall klassifiziert oder es werden ihm Halbleitereigenschaften zugesprochen. In der Erdkruste kommt es relativ häufig vor. Schätzungen gehen davon aus, dass es häufiger ist als Gold, Silber, Cadmium, Wismut, Antimon und Quecksilber; etwa gleichrangig mit Molybdän, Arsen, Zinn, Bor und Beryllium.

Eigene Mineralvorkommen gibt es selten, meistens wird es in Sulfiderzen von Blei, Zink und Kupfer gefunden oder hochkonzentriert in einigen Kohlearten. Die größten Vorkommen weltweit finden sich in Namibia (früher Deutsch-Südwestafrika) und Zaire.

Entdeckung und Eigenschaften

Obwohl bereits in den 20er und 30er Jahren mehrfach Experimente durchgeführt wurden, um die mikrobiologischen, medizinischen und botanischen Effekte von Germanium zu testen, wurde es erst ab 1948 auf Grund seiner Halbleitereigenschaften in der Entwicklung von modernen elektrischen Geräten, Transistoren und Dioden eingesetzt.

In den 70er Jahren wurde Germanium durch Silizium vom Halbleitermarkt verdrängt, aber dem Metall eröffneten sich neue Einsatzfelder wie Halbleiter-Photodioden, Gleichrichter und Solarzellen, spezielle Legierungen für Elektronik und Zahntechnik, Spiegel, optische Systeme und Strahlungsteiler in der Lasertechnik und der Einsatz in Geräten der Infrarottechnologie. Die technologische Anwendung von Germaniumdioxid umfasste die Herstellung von Polyesterchips, Fluoreszenzröhren, Spezialglas ebenso wie, in der pharmazeutischen Industrie, die Produktion von therapeutisch hilfreichen organischen Germaniumverbindungen.

Germanium hat die Atomzahl 32. Es hat 32 Elektronen, von denen sich vier ständig unvorhersehbar auf der äußersten Schale bewegen. Diese vier Elektronen haben eine negative elektrische Ladung, und wenn sich ihnen eine fremde Substanz nähert, wird eines von ihnen aus seiner Bahn geworfen. Dieses berühmte Phänomen ist in der Elektronik als der sogenannte positive Lückeneffekt bekannt. Er wird bei der Herstellung von Transistoren und Dioden ausgenutzt. Wenn eines der vier Elektronen aus seiner Bahn geworfen wird, hinterlässt es eine Lücke, sprich: positive Ladung, worauf die drei verbleibenden Elektronen beginnen, Elektronen aus anderen Atomen anzuziehen, um wieder einen Ladungsausgleich herzustellen.

Toxizität

Einen biologischen Bedarf an reinem Germanium, gebundenem Germanium oder irgendwelchen organischen Germaniumverbindungen gibt es nicht. Germaniummangel konnte noch in keinem tierischen Organismus festgestellt werden. Die geschätzte, durchschnittliche tägliche Aufnahmemenge von Germanium beträgt 1,5 mg. In Nahrungsmitteln ist es weit verbreitet. Alle enthalten, von wenigen Ausnahmen abgesehen, weniger als 5 ppm, da ein höherer Gehalt für die meisten Pflanzen toxisch ist. Die Einnahme von Germaniumverbindungen zeigte in Tierversuchen toxische Auswirkungen. In den vergangenen Jahren wurden in einigen Ländern (vornehmlich Japan) anorganische Germaniumsalze und neuartige organische Germaniumverbindungen wie Carboxethyl-Germanium-Sesquioxid (Ge-132) und Lactat-Citrat-Germanat (Ge-Lactat-Citrat) als Nahrungsergänzungsmittel wegen ihrer angeblichen immunstimulierenden Effekte oder als gesundheitsfördernde Elixiere verkauft. Dadurch kam es zu signifikant höheren Tageseinnahmemengen des Germaniums.

Seit 1982 sind achtzehn Fälle (USA) von akuter Nierendysfunktion oder -versagen bekannt geworden, die mit der oralen Einnahme von Germaniumdioxid (Ge-O_2) oder Ge-132 enthaltenden Präparaten in Verbindung gebracht werden konnten. Bei diesen Fällen zeigten Biopsien vakuoläre Degenerationen in den Epithelzellen der renalen Tubuli, ohne das Auftreten einer Albuminurie oder Hämaturie oder glomerulären Veränderungen. In siebzehn der achtzehn Fälle betrug das akkumulierte, elementare Germanium zwischen 16 und 328 g über einen Zeitraum von 4 bis 36 Monaten oder, anders ausgedrückt, die 100 bis 2000 -fache Dosis der geschätzten durchschnittlichen Aufnahmerate beim Menschen. Bei den Patienten, die überlebten, erholte sich die Nierenfunktion wieder nach dem Absetzen des Germaniums. Dennoch gab es hinterher in keinem einzigen Fall mehr eine vollständige Genesung.

Beim Studium des chemotherapeutischen Potentials von Spiro-Germanium, einer organischen Germaniumverbindung, die in der Tumortherapie gegen verschiedene Krebsarten eingesetzt wurde, stellte sich heraus, dass diese Substanz eine neuro- und pneumotoxische Wirkung zeigte. Krebspatienten, denen dieses Präparat verabreicht wurde, litten zu 40% unter seiner ausgeprägten, wenn auch vorübergehenden Neurotoxizität. Bei zwei Patienten zeigte sich eine pneumotoxische Wirkung. Die Ergebnisse in der humanen Krebstherapie waren nicht sehr vielversprechend, mit Ausnahme von bescheidenen Erfolgen bei drei Arten von Malignomen. Aus den klinischen Erfahrungen sind renal-, pneumo- und neurotoxische Effekte durch den Missbrauch von Germanium und dessen Verbindungen zu erwarten.

Besorgt über die möglichen gesundheitlichen Schädigungen durch Germanium, veranlasste das englische Gesundheitsministerium 1989 einen Verkaufsstop für Produkte, die dieses einst gefeierte Gesundheits- und Lebenselexier enthielten.

Dr. Asai

Kazuhika Asai, ein japanischer Forscher, war Mitbegründer der Coal Research Foundation, die 1945 ins Leben gerufen wurde, und von der die meisten frühen Arbeiten zu Germanium stammen. Sorgfältige Untersuchungen und Analysen, ohne aufwendige Ausrüstung, brachten den Nachweis von Germanium in japanischer Kohle, vornehmlich in den holzigen Abschnitten oder in Vitrinit.

Dr. Asai nahm an, dass das Germanium aus dem Pflanzenmaterial und nicht aus dem umgebenden Boden stammte. Im Folgenden wurden eine Reihe von Experimenten durchgeführt, bei denen der Germaniumgehalt von Pflanzen bestimmt wurde, die in der chinesischen Medizin therapeutisch genutzt werden wie Sockelpilzen [shelf fungus], Ginseng, Glyzinen-Gallapfel und von anderen gesundheitsfördernden Nahrungsmittel wie Aloe, Schwarzwurzel und Knoblauch. Asai fand einen hohen Germaniumgehalt in diesen Pflanzen vor und stellte die Hypothese auf, dass Germanium eine wichtige Rolle im photoelektrochemischen Prozess der Photosynthese, im Stoffwechsel oder bei der Abwehrkraft der Pflanzen spielen könnte.

Anorganische Formen waren bereits aus Kohle extrahiert worden, um sie in der Elektroindustrie zu verwenden. Asais Gruppe zielte nun auf das Gegenteil ab. Sie planten, das extrahierte anorganische Germanium in eine organische Form zu überführen. Im November 1967 war es schließlich so weit, derweil Asai bereits an einer schlimmen rheumatoiden Arthritis litt. Er testete das organische Germanium an seinen eigenen Beschwerden aus, die daraufhin innerhalb von zehn Tagen verschwunden waren.

Germanium als Immunstimulans

Forschungsarbeiten auf molekularem und klinischem Gebiet zeigten reproduzierbar, dass Germanium signifikante immunsteigernde Wirkung auf Tiere und Menschen hatte. Germanium ist ein Immunregulans und -stimulans und hat sauerstoffanreichernde sowie antioxidative Eigenschaften. Es wurde benutzt, um das Immunsystem anzuregen, und, konsequenterweise, um immunbezogene Krankheiten wie Krebs, AIDS, rheumatoide Arthritis und Lupus erythomatoides zu bekämpfen.

Klinisch konnte belegt werden, dass organisches Germanium

1. die Produktion von Immun-(Gamma-)Interferon fördert.

2. ruhende Makrophagen aktiviert und umwandelt in zytotoxische (Killer-)Makrophagen.

3. die Aktivität der natürlichen Killerzellen anregt.

4. die Produktion von T-Suppressorzellen stimuliert.

5. eine Stärkung bei geschwächter Immunabwehr bewirkt und die verschlechterte Immunantwort in alten Mäusen wiederherstellt.

Germanium als Sauerstofflieferant

Organisches Germanium stimuliert auch die Sauerstoffversorgung des Körpers und ist ein wirkungsvolles Antioxidativum. Diese Eigenschaften beruhen auf seinen weitreichenden, förderlichen Wirkungen als Spurenelement, die es auf viele miteinander gekoppelte Stoffwechselvorgänge im Körper hat. Durch die Verbesserung der Blutversorgung mit Sauerstoff kann Germanium:

1. Den Sauerstoffbedarf von Organen in Kultur senken und die Lebensspanne von Tieren erhöhen, die unter Sauerstoffstress stehen.
2. Gegen CO_2-Vergiftung, Schlaganfall, Raynaud'sche Krankheit und mit Sauerstoffmangel verbundene Beschwerden schützen.
3. Hilfreich bei der Behandlung von Augenkrankheiten und Wunden, besonders Verbrennungen, sein.
4. In Verbindung mit Ozontherapie signifikante Verbesserungen in Fällen von Multipler Sklerose und anderen degenerativen Krankheiten herbeiführen.
5. Eine kristalline Gitternetzstruktur bilden, an die Sauerstoffionen nur extensiv gebunden sind, und es soll sogar als Ersatz für Sauerstoff fungieren. Desweiteren ermöglicht es die Anziehung und Eliminierung von OH- Ionen, die das Blut übersäuern.
6. Die körperliche Energieerzeugung ohne Zufuhr von zusätzlichem Sauerstoff stärken.

Germanium gegen Schadstoffe

Quecksilber ist in Amalgamfüllungen ebenso enthalten wie in Haushaltsgegenständen wie Thermometern und Batterien; Blei ist in Farben, Rohren, Autos und industriellen Abgasen zu finden; Cadmium ist ebenfalls in Batterien enthalten sowie in der Strahlung des atmosphärischen Fall-Outs, bei medizinischen und zahnärztlichen Untersuchungsmethoden und der industriellen Nutzung von radioaktiven Produkten wie der Bestrahlung von Nahrungsmitteln. All diese Stoffe haben Auswirkungen auf Mensch und Umwelt. Organisches Germanium hat eine schützende Wirkung gegen die Schwermetalle und Strahlenschäden, weil es die schweren, positiv geladenen Ionen dieser Metalle durch seine negativ geladenen Sauerstoffionen "einfängt" und die schädlichen Moleküle damit neutralisiert.

Germanium und genetische Mutationen

Japanische Forscher haben Ergebnisse von mikrobiologischen Untersuchungen veröffentlicht, worin nachgewiesen wurde, dass Germanium einen starken Schutz gegen genetische Schädigungen durch Gammastrahlen und chemische Mutagene bieten kann. Bei Ratten bewirkten Germaniuminjektionen die Bildung von strahlungsresistenten T-Zellen. Die Verabreichung von organischem Germanium an Patienten, die sich einer Strahlentherapie gegen Krebs unterziehen, verhindert das strahlungsinduzierte Absterben von roten und weißen Blutzellen.

Germanium und Schmerz

Obwohl die meisten Berichte über Schmerzlinderung durch Germanium in den Bereich der Anekdoten einzuordnen sind, weisen neuere, in Tierversuchen erzielte, neuropharmakologische Daten eindeutig auf neuromodulatorische und analgetische Eigenschaften des Germaniums hin.

In den nicht gesicherten Berichten heißt es, dass Leute, die an Arthritis, Angina und Krebs im Endstadium litten, durch die Einnahme von hohen Dosen organischen Germaniums faktische Schmerzfreiheit und ein verbessertes Allgemeinbefinden erfahren konnten.

Diese Effekte scheinen von Veränderungen der Neurotransmitter herzurühren, durch die die Ausstoßung von Serotonin gefördert wird, was wiederum eine beruhigende Wirkung hat. Bei einigen Patienten zeigen sich vorübergehende Nebenwirkungen wie Lethargie, Müdigkeit und Sehstörungen. Untersuchungen haben gezeigt, dass der analgetische Effekt dadurch auftritt, dass der Abbau von körpereigenen, schmerzlindernden Molekülen, den Encephalinen, verhindert wird.

Germanium und Krebs

Dr. Asais Klinik verordnete seinen Krebspatienten Germanium zusammen mit einer säurefreien Diät und Anti-Stresstherapie. Im anderen Extrem verabreichten nordamerikanische Onkologengruppen Germanium intravenös als Infusionen bei Krebspatienten, die bereits jede andere Behandlungform durchlaufen hatten, bevor sie zur klinischen Germaniumtherapie zugelassen wurden.

Da es sich bei organischem Germanium um eine natürliche Substanz ohne tatsächlich nachgewiesene Toxizität handelt, wird Germanium als Nahrungsmittelzusatz und nicht als Medikament deklariert. Dies erleichterte es, Germanium therapeutisch auch beim Menschen gegen viele ernste Krankheiten wie z.B. Krebs einzusetzen. Krebsstudien haben ergeben, dass die anticancerogene Wirkung des organischen Germaniums bei Tieren und Menschen auf Zellebene signifikant und reproduzierbar ist. Wie in Tests gezeigt werden konnte, inhibiert organisches Germanium bereits bei sehr geringen Konzentrationen sowohl DNA, als auch RNA, als auch die Proteinsynthese der Krebszellen. Andere Studien zeigten seine positive Wirkung auf Darm-, Lungen- und Hautkrebs ebenso wie seine lebensverlängernde Wirkung auf Tiere mit bestimmten Krebsarten, indem es das Immunsystem aktiviert, inklusive der Makrophagen, Killerzellen, Interferon und T-Zellen.

In klinischen Studien wurde auch gezeigt, dass sich das Wohlbefinden von Krebspatienten sichtbar verbesserte und dass sie eine erhebliche Schmerzerleichterung erfuhren. Wo Germanium intravenös verabreicht wurde, spürten einige Patienten leichte Nebenwirkungen, wie zum Beispiel Schwindel, die sich aber alle nach wenigen Minuten bis einigen Stunden wieder verflüchtigten. Es gab keinen Hinweis auf Toxizität durch Akkumulation oder Knochenmarkschwund.

Germanium und Arthritis

Seit den zwanziger Jahren werden Metalle wie Gold, Platin, Ruthenium und andere Metallverbindungen in der Behandlung von rheumatoider Arthritis, einer Autoimmunstörung, eingesetzt. Organisches Germanium wurde mit ermutigenden Ergebnissen in Studien bei Tieren und Menschen erprobt:

1. Primäre und sekundäre Läsionen durch künstlich induzierte Entzündungen gingen nach der oralen Gabe von organischem Germanium zurück.
2. Bestehende Läsionen konnten durch Langzeittherapie eingedämmt werden.
3. Organisches Germanium stellte wieder höhere Werte von IL1 ein, einem Stoff, der an der Immunregulation beteiligt ist.
4. Organisches Germanium kann die Aktivität von Suppressorzellen bei Ratten mit Arthritis oder solchen ohne Arthritis, die strahlenresistent sind, induzieren oder erhöhen. (Defekte Suppressorzellenaktivität wird mit der Entstehung von Autoimmunerkrankungen wie der rheumatoiden Arthritis in Zusammenhang gebracht.)

Diese Studien legen den Schluss nahe, dass Germanium durch Funktionsveränderungen bei Makrophagen, welche an Entzündungen und Immunregulationsprozessen mitbeteiligt sind, auf die Arthritis Einfluss nimmt. Die Inhibition von Makrophagenfunktionen könnte der Antigenpräsentation gegenüber T-Helferzellen entgegenwirken, was wiederum zu einer Induktion von Suppressorzellen führen könnte. Auch die Inhibition der Produktion von IL1 in entzündeten Gelenken könnte einen Rückgang der Entzündung bewirken und die Gewebedegeneration vermindern.

Germanium und Geisteskrankheit

Germanium ist nach katalogisierten Fällen aus der Asai Research Clinic bei der Behandlung von chronischer Psychose, Depression, Epilepsie und Schizophrenie eingesetzt worden. Es ist anzunehmen, dass Germanium hier eingesetzt wurde auf Grund:

1. Des sauerstoffanreichernden Effektes, der die Sauerstoffversorgung im Gehirn erhöht.
2. Der antioxidativen Eigenschaften, die es ihm ermöglichen, freie toxische Radikale zu neutralisieren, indem es peroxidative Schädigungen der Membranen verhindert und einen reinigenden Effekt auf die Blutqualität ausübt.
3. Seiner Fähigkeit, Schwermetalle wie Quecksilber und Cadmium, die für ihre schwerwiegenden neurologischen Schädigungen bekannt sind, einzufangen und zu entladen.
4. Seiner immunstimulierenden Eigenschaften, die andere bio- und neurochemische Systeme des Körpers berühren, und zu einer Stärkung der körpereigenen Abwehrmechanismen führen. Verbesserte Hormon- und Immunfunktionen haben wahrscheinlich eine eigenständige Wirkung auf die individuelle geistige Gesundheit und das Verhalten.

Therapeutische Effekte

Angesichts der Wirkung von organischem Germanium auf fundamentale Prozesse im Körper, wo es die Homöostase durch eine Reihe von gesundheitsfördernden Wirkungen (Sauerstoffanreicherung, Immunmodulation, Säuberung von freien Radikalen) wiederherstellt, ist es nicht verwunderlich, dass es auch noch auf viele weitere, ernste Beschwerden wirkt, wie:

- Candida albicans (da Hefezellen anaerobe Bedingungen vorziehen).
- Malaria, (da die Entwicklung resistenter Stämme gegen alle möglichen Chemikalien bedeutet, dass lediglich ein starkes Immunsystem das Individuum vor einer Infektion zu schützen vermag).
- Senile Osteoporose (da die Verabreichung von organischem Germanium den Serumspiegel von PTH abzusenken scheint, wodurch ein Knochenmasseabbau verhindert wird).
- Herzerkrankungen und Angina pectoris.*
- Zirkulationsstörungen und Raynaud'sche Krankheit.
- Augenkrankheiten wie Glaukom, grauer Star, Retinaablösung sowie Entzündungen der Retina und der Sehnerven.
- Epilepsie.*

(Bei den mit * gekennzeichneten Beschwerden gingen einige positive Wirkungen verloren, nachdem die Einnahme des Germaniums gestoppt wurde).

Sicherheit

Organisches Germanium ist ein natürlich vorkommender Stoff und nicht toxisch, obwohl die Überdosierung von industriellem Germanium nachweislich einige vorübergehende neurologische Nebenwirkungen gezeigt hat.

Germanium wird vom Körper schnell resorbiert und wieder eliminiert, ohne im Stoffwechsel verändert zu werden. Oral zugeführt, verbreitet es sich gleichmäßig in alle Organen - es gibt keine spezifischen Zielorgane und keine Unterschiede in den Verbreitungsmustern bei beiden Geschlechtern. Nach 12 Stunden hinterlässt es keine Residualkonzentration im Körper und nach 24 Stunden ist es durch den Urin vollständig ausgeschieden.

Der einzige Bericht über einen Todesfall durch Germanium bezieht sich auf eine Frau, die über 18 Monate hinweg jeden Tag 600 mg einer Germaniumverbindung eingenommen hatte und daraufhin an Nierenversagen starb. Eine Analyse der Verbindung ergab hauptsächlich Germaniumdioxid mit etwas organischem Germanium. Eine Autopsie ergab schwere zelluläre Abnormitäten des Nierengewebes und erhöhte Ansammlungen von Germanium in verschiedenen Organen. Es war jedoch nicht möglich festzustellen, ob das Germanium für das Nierenversagen verantwortlich gewesen war oder ob umgekehrt die Nierendysfunktion die Akkumulation des Germaniums bewirkt hatte, da es ja hauptsächlich über die Nieren ausgeschieden wird.

Germanium in Nahrungsmitteln

Germanium ist als Spurenelement in den meisten Nahrungsmitteln enthalten, in höheren Konzentrationen jedoch nur in Venusmuscheln, Thunfisch aus der Dose und getrockneten Bohnen. Analysen von Pflanzen, die in der chinesischen Medizin benutzt werden, ergaben nur Spuren von Germanium.

Hauptsymptome einer Germaniumvergiftung

- Generelles Krankheitsgefühl.
- Gastrointestinale Symptome wie Erbrechen, Anorexie, Gewichtsverlust.
- Muskelprobleme wie generalisierte Muskelschwäche, diffuse Muskelatrophie, Myopathien, Haltungsstörungen.
- Blut: Anämie, schwere Lakto-Azidose.
- Nervensystem: Muskel- und Nervenschäden, periphere Neuropathien, Parästhesie (Kribbeln und Taubheit) der Extremitäten, Dysarthrie (mangelnde Sprachkoordination) und Gang-Ataxie, Rückgang der Myelinscheiden, Verlust von Nervenfasern, Dysfunktionen des autonomen Nervensystems, multiple kraniale Nervenlähmungen, Gliosis (Bildung leimartiger Substanz) im dorsalen Horn des Rückenmarks, Schwächung und Ataxie des Rumpfes, Reflexausfall, Zungenfaszikulation (unkontrollierte Nervenzuckungen), verminderte Informationsleitung, Kleinhirn-Ataxie.
- Nieren: Nephropathie, renale Schädigungen wie chronisches Nierenversagen, schwere renale Insuffizienz, renale Dysfunktion; beeinträchtigte Nierenfunktion ohne Proteinurie oder Hämaturie, persistierendes Nierenversagen über längere Zeit nach der Vergiftung. Spezifische, tubuläre Degeneration in der Niere, vakuoläre Degeneration der renalen Tubuli, Degeneration der distalen Tubuli, Degeneration der renalen Tubulizellen, tubuläre Degeneration und interstitielle Fibrose, tubuläre Atrophie, schwere wassersüchtige Vakuolarisierung der tubulären Zellen.
- Leber: Hepatotoxizität, Hepatomegalie (Lebervergrößerung) mit Leberdysfunktion, Fettleber, panlobäre Fettleber.

Pharmazie

Das reine, pulverisierte Metall, hergestellt durch Fisons Chemicals, wurde bis zur C3 verrieben und anschließend mit der traditionellen Hahnemanns'chen Einglas-Methode auf die 200. Potenz gebracht.

Die Herstellung erfolgte bei Helios Pharmacy.

Die homöopathische Prüfung von *Germanium*

Gemüt - Wahnideen - Empfindungen

Ich bin in ziemlich poetischer Stimmung. Ich habe das Gefühl, die Essenz des Gefühls, das ich gehabt habe, beinahe greifen zu können. Es ist ein Ausbruch! Als würde eine Murmel irgendwo landen, Brust, Magen, Gehirn, dort die ganze Materie in einem Radius von 3 - 4 cm an sich ziehen und fest und fester zusammenpressen. Es wird hart und spröde, dann dehnt es sich plötzlich zoomartig aus, wobei es auch an Dichte verliert, und auf einmal entlädt es sich und verbreitet eine Welle der Erleichterung. Ich glaube, das Mittel ist Champagner.
16, 30C, 03.14.00

Ganz subtiles Bewußtsein, ein Gehirn zu besitzen. Eine undeutliche Empfindung der Grenzlinien in meinem Kopf, wo ich mir vorstelle, dass sich mein Gehirn befindet, d.h. direkt unter der Oberfläche.
02, 6C, 01.XX:XX

Mein Kopf hüpfte innerlich, wenn es ein plötzliches Geräusch gab.
07, 30C, 00.09.30

Beim Fahren hatte ich zweimal eine Sinnestäuschung - ein Teil eines parkenden Wagens auf der rechten Seite bewegte sich durch mein Gesichtsfeld.
02, 6C, 01.XX:XX

Die Dinge erscheinen verändert. Ein kleiner Baumwollfaden auf dem Boden vor meinen Füßen schien eine Hutnadel zu sein.
08, 12C, 02.00.10

Ich hörte zweimal die Stimme der Schwiegermutter "Hallo" sagen (sie wohnen in einiger Entfernung).
11, 12C, 00.22.50

Nachts, beim Schließen der Augen, hatte ich die Vision eines Augenpaares, das mich ansah, dann sah ich auf einmal das Gesicht ganz klar. Es hatte einen fragenden Blick.
16, 30C, 07.04.00

Ich hatte das Gefühl, es sei nicht genug Platz im Bett. Es ist ein großes Bett. Ich fühlte mich breit, unzentriert, sonderbar, verschoben, nicht ganz da.
05, 6C, 06.00.00

Beim Stehen das Gefühl, mein Bewußtsein würde eine Stufe zurückgehen. Die Küche schien kleiner und niedriger zu sein.
04, 6C, 00.10.00

Gefühl, rückwärts geschoben zu werden, schwebe rückwärts im Raum, wie schwerelos.
10, 9C, 00.00.10

Gefühl, am Genick zurück- und nach oben gezogen zu werden.
10, 9C, 01.02.00

Plötzlich meiner Füße bewußt, dass sie auf dem Boden stehen, fühlte mich durch meine Füße sehr verbunden mit dem Boden. An der Stelle verwurzelt. Wollte so bleiben. Gutes Gefühl. Meine Füße waren eins mit dem Boden.
04, 6C, 00.13.30

Beim Gehen hatte ich das Gefühl, einen Rundrücken wie ein Bodybuilder zu haben. Schlimmer nach dem Aufstehen.
15, 30C, 04.00.00

Gemüt - Gefühle

■ Angst

Leicht ängstlich, weil ich merke, dass etwas vor sich geht und ich nicht sicher bin, wie ich es beschreiben soll.
05, 6C, 02.03.00

Ängstlich durch das Läuten des Telefons in der Nacht. Normalerweise wäre ich verwirrt. Meine Tochter kam spät nach Hause, was mich ängstigte.
05, 6C, 17.00.00

Panik und Beunruhigung, verbunden mit Erbrechen.
07, 30C, 00.01.05

Erwache mit steigendem Angstgefühl. Meine Beine zittern und schlottern. Ich muß aus dem Bett aufstehen. Ich habe Angst, dass ein Herzanfall bevorsteht und nicht zu verhindern ist. Es ist zu spät, noch etwas dagegen zu tun. Ich gehe von Zimmer zu Zimmer, durstig, frierend, und in heller Aufruhr. Begleitet von dem Bedürfnis nach Stuhlgang und Winde zu lassen.
08, 12C, 80.00.00

Den ganzen Morgen ein Angstgefühl und Nervosität im Magen.
11, 12C, 11.00.50

Nervös und ruhelos. Spüre es im Solarplexus, wenn ich an meine Arbeit denke.
18, 30C, 02.10.00

■ **Reizbarkeit**

Äußerst gereizt beim Gewecktwerden durch meinen Mann, der Sex haben wollte. Absolut kein schlechtes Gewissen wie sonst.
04, 6C, 01.18.00

Sehr reizbar.
10, 9C, 03.06.00

Die ersten beiden Tage der Menstruation gereizte Stimmung. Das tritt sonst *vor* der Regel auf.
11, 12C, 68.00.00

Während der ganzen Prüfung reizbar und Abneigung, auf Fragen zu antworten.
11, 12C, 45.00.00

Aufgedreht, Zähne zusammengebissen, ungeduldig mit den Kindern.
13, 30C, 04.XX.XX

Gefühl, unter Druck zu stehen, ungeduldig, mir hängt's zum Hals raus.
21, 12C, 17.XX.XX

Reizbarkeit. Mache mir Gedanken über meinen Mann und unsere Beziehung. Gefühl, ausgenutzt worden zu sein.
21, 12C, 24.XX.XX

Tiefes Seufzen heute morgen. Kritisch und ärgerlich meinem Sohn gegenüber. Ich habe das Gefühl, ich kann nicht mit ihm umgehen.
21, 12C, 40.XX.XX

■ **Wut, Ärger**

Explosiver Ärger, schnell vergessen.
04, 6C, 13.00.00

Explodierte aus plötzlichem Ärger heraus, der so schnell verflog wie er gekommen war.
04, 6C, 11.00.00

Immer wieder Streit, ausgelöst durch meine Unberührtheit. Bin verzweifelt und vollkommen verwirrt darüber, was denn nun mit der Prüfung in Zusammenhang steht und was echt ist.
04, 6C, 14.00.00

Reagierte heftig auf eine sehr gute Freundin. Eine Kleinigkeit löste es aus, und ich knallte den Telefonhörer auf. Ich hatte das Gefühl, dass es jetzt reichte. Es war ein Gefühl, das sich über Monate hinweg aufgebaut hatte, aber heute abend bin ich ausgeflippt. Es ist erst unser dritter Streit in 18 Jahren. Jetzt, eine Stunde später, bin ich immer noch empört und verärgert, und das sogar, obwohl ich draußen war und im Garten gearbeitet habe. Ich werde nicht drangehen, wenn sie anruft.
13, 30C, 06.08.30

Reagierte verärgert auf die Wünsche meines Mannes.
14, 30C, 26.00.00

■ **Unterdrückte Gefühle, Wut mit Reue**

Fühlte mich eingesperrt. Jede Bewegung und jeder Gedanke war unter Kontrolle. Ich wußte nicht, wohin ich mich wenden sollte. Fühlte mich wie ein Feigling. Hatte Angst vor Gewalt. Ich weiß nicht, wer ich bin.
04, 6C, XX.XX.XX

Verzweifelte Wut. So intensiv, dass ich es kaum kontrollieren konnte. Ich gab Geräusche von mir wie ein Tier, reckte die Arme auf und ab - anstatt meine Kinder zu schlagen, was half. Ich war drauf und dran, Haus und Kinder zu verlassen. Ich fühlte mich total verrückt und hatte Angst, was meine Nachbarn hören und denken könnten. Hinterher hatte ich ein sehr schlechtes Gewissen, spürte aber keine Erleichterung. Ich hatte den Ärger nicht aus mir gebracht. Es gibt in mir viele Gefühle, die nicht herauskommen.
18, 30C, 02.09.00

Andere machen nette Sachen. Ich brauche all meine Energie, um eine intensive Wut auf Abstand zu halten, um nicht die Kinder oder mich selbst zu verletzen.
18, 30C, 20.XX.XX

Schwierig, meine eigenen Gefühle zu akzeptieren; ich verurteile mich selbst, wenn ich sie rauslasse, besonders den Ärger. Ich bin wütend und muß meine ganze Kraft aufbringen, sie zu kontrollieren. Verliere die Geduld wegen etwas, was mein Sohn tut. Ich bin sauer auf ihn, aber gleichzeitig verachte ich mich, weil ich keine Geduld mit ihm habe.
Ich wollte das gar nicht berichten, weil ich mich ertappt fühle - jetzt kann jeder sehen, was für eine schreckliche Person ich bin. Ich werde vollkommen verrückt durch all diese Gedanken; halte es nicht mehr aus. In mir herrscht ein einziges Chaos. Habe keine Energie.
18, 30C, 18.XX.XX

Alles war schwer und schien unmöglich, ohne Sinn. Furchtbare Wut. Schlechtes Gewissen und Weinen hinterher. Konnte nicht erledigen, was ich vorgehabt hatte, weil ich mich so fruchtbar fühlte und alles ein Chaos war. Weinte, aber konnte das Gefühl nicht rauslassen - keine Erleichterung dadurch.
18, 30C, 176.XX.XX

Weinen. Fühlte mich von meinem Vater sehr angegriffen, der mir Vorwürfe machte, weil ich mir etwas Teures gekauft hatte. Ich war wütend auf meine Reaktion, aber auch neugierig, warum ich so reagiert hatte. Bin ängstlich wegen all meiner Verpflichtungen. Alles scheint mir zu viel zu sein.
21, 12C, 26.XX.XX

Machte die Drohung wahr, die Hausaufgaben meines Sohnes zusammen zu falten, was sie zerknitterte, aber ich fühlte mich nicht schuldig.
04, 6C, 01.06.00

Fühlte mich unberührt in einem Krach mit meinem Mann. Keinerlei Schuldgefühle, dass ich es ihm nicht recht mache.
04, 6C, 09.XX.XX

■ Schuld

Fühlte mich unbehaglich, wenn jemand in meiner Nähe stand. In der Klasse fühlte ich mich unwohl und paranoid. Als ob ich etwas angestellt hätte.
10, 9C, 06.06.00

Angst vor der Polizei - festgenommen und überführt zu werden.
18, 30C, 02.10.00

Ich fühle mich schuldig, wenn ich zu viel Aufmerksamkeit bekomme. Ich habe Furcht davor, anderen Umstände zu bereiten.
18, 30C, 13.XX.XX

Fühle mich wie ein Sträfling.
18, 30C, 15.XX.XX

Ich bin möglicherweise unheilbar und es ist meine eigene Schuld. Die Gedanken wiederholen sich wieder und wieder in meinem Kopf.
18, 30C, 46.XX.XX

■ Versagen - Selbsthaß

Erwachte in der Frühe um 3 Uhr. Ich hatte ein starkes Gefühl, wie eine Visualisierung. Ich sah mich selbst auf dem Boden liegen in Fötus-Stellung und mir wurde in den Kopf geschossen wie einem Pferd oder einem Hund. Ich begrüßte das beinahe. Dann dachte ich daran, dass meine Kinder mich noch brauchen. Ein sehr starkes Gefühl von Versagen begleitete dies. Ich hatte das Gefühl, es nicht zu verdienen zu leben. Es ging mir dann besser

am nächsten Tag, als ich im Gespräch mit meinem Mann weinte. Dieses depressive Gefühl hielt noch mehrere Nächte an. Sobald ich in den frühen Morgenstunden erwache, ist mein Geist aktiv und ein starkes Gefühl von Unzulänglichkeit kommt auf.
05, 6C, 28.XX.XX

Gefühl totalen Versagens, ich wünschte, ich würde sterben. Sehr unmotiviert.
05, 6C, 360.XX.XX

Gefühl von Lethargie und Unzulänglichkeit beim Einsetzen meiner Menstruation.
09, 9C, 62.00.00

Sehr im Zweifel, ob ich weitere Globuli einnehmen soll. Ich habe das Gefühl, dass, egal was ich mache, mich immer jemand kritisieren wird, dass ich etwas falsch machen werde. Schwierig, eine Entscheidung zu treffen. Angst, dass andere mich auslachen oder fragen: "Hast Du denn gar nichts verstanden?" Weinen. Will nicht aufstehen. Will den Supervisor nicht so früh morgens stören. Ich bin eine Niete.
18, 30C, 01.06.30

Ich werfe mir selbst vor, zu viele Mitteldosen genommen zu haben. Ich hatte Angst gehabt, nicht ausreichend starke Symptome zu entwickeln. Möglicherweise habe ich die ganze Prüfung verdorben. Hadere immer noch mit mir selbst. Ich habe das Gefühl, dass es keine Rolle spielt, wie sehr ich leide - wichtig ist, was andere von mir denken. Ich glaube, dass ich eine Menge werde aushalten müssen.
18, 30C, 01.08.15

Alles ist meine Schuld. Ich habe nach einer Tracht Prügel gerufen und sie bekommen. Meine Kinder hatten Angst um mich und ich war mir unsicher, was ich tun konnte. Ich rief meine Schwester an - der einzige Mensch, mit dem ich reden konnte - aber sie war nicht zu Hause. Mit enormer Anstrengung, mit Herzklopfen, Magenschmerzen, zitternd und schlimmer gewordenen Kopfschmerzen rief ich einen anderen Prüfer an. Aber ich kam nicht durch. Es war besetzt.
18, 30C, XX.XX.XX

Ich will nicht ich sein. Will anders sein. Ich habe ein distanziertes Verhältnis zu mir selbst, sehne mich aber dennoch nach physischem Kontakt, einem Freund. Unfähig, daran etwas zu ändern.
18, 30C, 02.10.00

Es ist schwierig, die Symptome zu beschreiben. Ich möchte mich andauernd korrigieren. Ich denke zu viel. Ich werde verrückt von all den Gedanken.
18, 30C, 05.XX.XX

Verstehe nichts, was ist der Sinn des Lebens? Ich spüre aber auch Stärke irgendwo in mir drin. Ich wünschte, es würde sich etwas verändern. Ich müsste mich selbst zusammenreißen und verändern. Es ist dumm von mir, so weiterzumachen. Ich verachte mich. Ich bin hart zu mir, aber ich verdiene nichts anderes. Ich glaube, dass andere Leute auch dumm sind.
18, 30C, 06.XX.XX

Verstehe nicht, warum ich hier bin. Ich halte es nicht aus. Ich werde verrückt. Ich hasse mich. Ich will mich selbst schlagen und mache das auch. Ich zerre an meinen Haaren. Ich höre auf, wenn es zu sehr weh tut. Es ist die Hölle!!!
18, 30C, 20.XX.XX

Ich kam in Kontakt mit sehr viel Selbsthaß und innerem Abscheu. Dies hinterließ einen tiefen Eindruck in mir. Ich muß mich mit diesen Teilen in mir aussöhnen. Ich glaube, dass die Kraft auf andere Art und Weise genutzt werden kann - nicht so destruktiv. Ich bin kein Mensch mehr. Ich merke, dass ich keine Kraft habe, wenn ich Menschen begegne. Manchmal habe ich das Gefühl, ich verschwinde. Ich bin nicht in meinem Körper. Meine Hände fühlen sich an, als wären sie nicht da. Meine Füße sind kalt; ich mag sie nicht. Und dennoch fühle ich eine große Kraft in mir, besonders, wenn ich wütend werde oder singe.
18, 30C, 46.XX.XX

Einige hartnäckige Gefühle kommen hoch. Bin neidisch auf eine Kollegin, bei der ich das Gefühl habe, dass sie es gut geregelt kriegt. Wenn ich mich damit vergleiche, fühle ich

mich wertlos und als Nichts. Ich habe das Gefühl, dass ich bei meinen Freunden schlecht über sie rede und ich tue das, obwohl sie nicht anwesend ist. Es nimmt einen großen Teil meiner Aufmerksamkeit und Energie in Anspruch.
21, 12C, 67.XX.XX

- **Die Meinung der anderen**

Erwäge, dass die Leute mich vielleicht nicht mögen.
16, 30C, 04.XX.XX

Möchte nur weinen. Bin verlegen. Ich traue meinen eigenen Gefühlen und Entscheidungen nicht. So ängstlich darüber, was die anderen von mir denken könnten.
18, 30C, 01.09.15

Wenn ich Ich selbst wäre, würde mich niemand mögen, deshalb versuche ich das zu sein, was andere von mir erwarten. Ich glaube nicht, dass ich geliebt werden kann mit all den abstoßenden und schlechten Anteilen in mir. Einsames Gefühl. Sehnsucht nach Liebe und Verständnis. Spüre, dass ich sehr unfreundlich zu mir bin.
18, 30C, 04.00.00

Manchmal erzähle ich anderen zuviel von mir. Kann mich nicht schützen. Zu viel kommt heraus.
18, 30C, 02.00.00

Werde leicht durch die Meinungen von anderen beeinflußt und provoziert. Empfindlich gegenüber den Versuchen von anderen, mich einzuschränken. Ich fühle mich wie ein Teenager, aber ich wage es nicht zu protestieren. Ich fühle es nur in mir.
18, 30C, 04.00.00

Fühle mich in einer aussichtslosen Situation. Es gibt niemanden, mit dem ich reden kann, der mich versteht. Ich kann die Dinge nicht so sagen, wie sie sind, weil ich die Gefühle von anderen berücksichtigen muß. Ich will Trost und Ermutigung, aber niemand kann mir dies geben. Weinen.
18, 30C, 36.XX.XX

Die leichteste Kritik und ich bin total verletzt. Fange beinahe an zu weinen im Beisein all der Leute; sehr in Zweifel, was Beziehungen angeht. Es zerstört meine Zuversicht. Tiefer Seufzer.
21, 12C, 41.XX.XX

- **Kraft**

Ruhelos beim Erwachen. Fühle mich ausgelaugt, unfähig, gefühlsmäßig zu reagieren.
10, 9C, 11.00.00

Sehr müde durch alles.
18, 30C, 09.XX.XX

Manchmal möchte ich meine Kraft nicht zeigen. Ich halte sie zurück. Ich habe Angst, dass andere sich unterlegen fühlen könnten, und das möchte ich nicht, weil ich mich selbst auch so fühle.
18, 30C, 46.XX.XX

Ich glaube, dass die Kraft auf andere Art und Weise genutzt werden kann - nicht so destruktiv. Ich bin keine Mensch mehr. Ich merke, dass ich keine Kraft habe, wenn ich Menschen begegne. Manchmal habe ich das Gefühl, ich verschwinde. Ich bin nicht in meinem Körper. Meine Hände fühlen sich an, als wären sie nicht da. Meine Füße sind kalt; Ich mag sie nicht. Und dennoch fühle ich eine große Kraft in mir, besonders, wenn ich wütend werde oder singe.
18, 30C, 46.XX.XX

Fühle weder Freude noch Trauer. Alles ist Chaos. Ich kann meine Energie nicht wiederherstellen. Bin total bedeutungslos. Fühle mich wie eine leere Batterie.
18, 30C, 183.XX.XX

Kann mich nicht in dem Maß um die Kinder kümmern, wie ich das sollte.
18, 30C, 190.XX.XX

■ **Entfremdung**

Eine Freundin meinte, ich sei zu sehr auf mich fixiert und würde nicht auf sie eingehen. Ganz anders als sonst.
05, 6C, 06.XX.XX

Schmerzvolles Bewußtwerden, dass ich mich wie ein Ausgestoßener fühle.
08, 12C, 02.00.10

Vertreibe mir die Zeit mit boshaften Reflektionen und erkenne, dass dies eher die Gedankengänge eines Außenseiters sind.
08, 12C, 02.14.10

Nehme die Welt als schäbig wahr. Fühle mich abgetrennt von den Menschen und Orten. Ich spüre ein intensives Verlangen nach dem Weiblichen.
08, 12C, 08.04.50

Fühle mich einsam wie ein Alien-Monster.
08, 12C, 22.00.00

Bin ärgerlich, feindselig und schnell am Weinen. Jemand meinte, dass ich mich benehmen würde, als ob ich von einem anderen Planeten käme.
08, 12C, 30.00.00

Wenn ich durch die Stadt gehe, habe ich ein Gefühl von Abscheu vielen Menschen gegenüber, besonders jungen Eltern mit Kindern. Ich denke, dass die Leute in ihrem Leben feststecken. Was für eine Verschwendung.
10, 9C, 00.05.00

Emotionale Symptome schlimmer morgens. Nachmittags und abends symptomfrei. Sehr grüblerisch. Spüre, dass ich keinen echten Kontakt zu den Menschen habe. Ich spüre nichts, außer einem Gefühl der Isolation und der Vermutung, dass die Leute mich möglicherweise nicht mögen. Ich wünschte, jemand würde mich in den Arm nehmen. Um 10 Uhr habe ich eine absolute Aversion gegen Menschen, besonders gegen eine bestimmte Sorte - die halsstarrigen und autoritären. Ich versenke mich tief in meine eigenen Gedanken und kann sehr gereizt und sogar ärgerlich werden, wenn mich jemand herausreißt, aber ich zeige davon nichts nach außen. Das Schicksal anderer läßt mich kalt, aber ich weiß, dass das nicht richtig ist. Mein Geist ist leer und ich könnte nur dasitzen und vor mich hinstarren. Ich spüre nichts, keine Gefühle! Ich denke viel über meinen Geisteszustand nach und versuche, es zu verstehen; es verwirrt mich. Was fehlt? Essen beendet diese grüblerische Stimmung. Nachmittags und abends komme ich langsam mehr in meine Handlungen hinein, fühle mich aber immer noch isoliert, auch in der Gesellschaft von anderen Leuten. Ich habe nichts dagegen zuzuhören, aber trage wenig zur Unterhaltung bei. Dieser Zustand hielt drei Tage an.
16, 30C, 04.XX.XX

Ich habe ein intensives Gefühl von Entfremdung und Isolation, mit dem Wunsch, mein Leben noch mal von vorne zu beginnen.
08, 12C, 11.06.50

Ich bin verletzt dadurch, dass mir gesagt wurde, ich sähe seltsam aus.
08, 12C, 18.06.10

Ich gehöre nicht dazu. Ich fühle mich nirgendwo zu Hause. Starker Wunsch, einen Platz zu finden, wo ich bleiben kann, um mir und meinen Kindern ein Heim zu schaffen.
18, 30C, 30.XX.XX

Fühle mich einsam. Ich fühle mich beinahe ständig als etwas Besonderes - immer abseits/außerhalb von anderen. Entweder besser oder kleiner als andere.
18, 30C, 46.XX.XX

Ich hatte das Gefühl, dass niemand mich verstehen und sich darum kümmern würde, was ich fühle. Ich hatte das Gefühl, das sei unfair. Ich wurde konfrontiert mit den Fehlern, die andere begangen hatten. Als stünde ich zwischen zwei kämpfenden Parteien. Es war mir peinlich, unangenehm. Es war schwierig, gegen so einen starken Gefühlsausbruch anzukommen. Gedanken über den Disput vom

Tage gingen mir während der ganzen Nacht im Kopf herum.
21, 12C, 32.XX.XX

■ **Vertrautheit - Verbundenheit**

Fühle mich bewußter und eingebundener, schaue nach der Sonne, den Vögeln, Bäumen und den Himmelsfarben.
04, 6C, 01.00.00

Als ich draußen war und die Leute anschaute, glaubte ich, sie zu kennen. Sie waren freundlicher zu mir. Ich hatte das Gefühl, ich könnte eine Unterhaltung mit fremden Menschen anfangen.
07, 30C, 00.06.00

Ich haben einen Fremden gesehen, der ganz vertraut aussah.
08, 12C, 10.04.20

Die Leute auf den Straßen in London scheinen freundlicher zu sein. Ich hatte das Gefühl, eine Art Kontakt hergestellt zu haben. Die Leute lächelten mir zu und waren gesprächig.
13, 30C, 02.XX.XX

Nachdenklich, mag schöne Dinge, sehe die Schönheit der Steine und der Natur. Instinktives Verstehen, Anteilnahme.
16, 30C, 01.XX.XX

Die letzten Tage habe ich Momente gehabt, wo ich spürte, dass ich mit der Welt und den Menschen - der Menschheit, vereinigt war. Empfand mehr Liebe und Versöhnung mir und anderen gegenüber. Begann, aufmerksamer für meine Umgebung zu werden und dafür, was ich für unser aller Wohl tun kann. In mir tut sich etwas. Ich möchte mehr in Kontakt mit meinen Gefühlen kommen.
18, 30C, 64.XX.XX

■ **Gesellschaft**

Vermeide Gesellschaft.
16, 30C, 00.07.15

Abneigung gegen Menschen. Kurz angebunden, wenn ich gezwungen bin zu reden. Ich hatte eine Beratung um 10 Uhr, die gehörig danebenging. Ich wünschte nur, dass alle gehen und mich allein lassen würden. Kein Kontakt.
16, 30C, 07.04.00

Möchte alleine vor dem Feuer sitzen und Musik hören. Ich habe genug von Leuten, die mir überall, wo ich bin, nur auf die Nerven gehen. Ich hätte gerne, dass sich jemand um mich kümmert.
09, 9C, 01.11.00

Spüre einen Mangel an Romantik in meinem Leben. Wunsch nach romantischer Liebe, geliebt zu werden.
05, 6C, 41.XX.XX

Ständig das Bedürfnis, liebkost zu werden, ohne sexuelles Verlangen.
16, 30C, 07.04.00

Sehr starke Sehnsucht nach Aufregung und Liebesabenteuern. Ich hatte vor auszugehen, dachte dann aber, dass ich vielleicht enttäuscht würde, so blieb ich zu Hause und war statt dessen deprimiert. Mir war danach, mich zu betrinken, um von mir und allem anderen wegzukommen.
18, 30C, 04.00.00

Ich möchte am liebsten nur weinen. Weiß nicht, was ich tun soll. Ich fühle mich schrecklich und einsam. Kann nicht beschreiben, wie ich mich fühle. Ich möchte Aufmerksamkeit, aber ich wage nicht, danach zu fragen. Bald habe ich keine Energie mehr.
18, 30C, 182.XX.XX

■ **Langeweile**

Gelangweilt durch die Prüfung. Kann mich nicht dazu aufraffen, etwas niederzuschreiben.
04, 6C, 03.00.00

Am Morgen gelangweilt, aber kreativ nachmittags; Dinge erledigt, die ich seit einem Jahr aufgeschoben hatte. Kann mich nicht aufraffen, etwas niederzuschreiben, was mit der Prüfung zusammenhängt.
04, 6C, 06.XX.XX

- **Depression**

Traurigkeit durch die Schmerzen. Nicht empfindlich, nur sanft traurig.
05, 6C, 25.00.00

Da steckt eine schmerzhafte Ansammlung von Gefühlen im Hals und Fluten von Tränen.
08, 12C, 08.06.00

Depressiv und überlastet, niedergeschlagen, schlimmer bei kaltem, nebligem Wetter.
09, 9C, 10.00.00

Hoffnungslos, hilflos; Düsternis und Untergang. Weinen und Selbstmitleid.
14, 30C, 23.00.00

Traurig, gleichgültig und hoffnungslos. Möchte weinen, aber es geht nicht.
18, 30C, 00.14.00

Hoffnungslos. Es gibt keine Hoffnung für mich. Mein Schicksal wird sich nicht zum Guten wenden.
18, 30C, 36.XX.XX

Schwierig, Freude zu empfinden oder Vergnügen. Es ist sicherer, traurig, unglücklich und leidend zu sein. Weil Freude nie ewig hält.
18, 30C, 85.XX.XX

Erwachte und konnte nicht entspannen. Ich dachte darüber nach, wie bestimmte Probleme zu lösen seien und fasste schließlich einen Plan.
21, 12C, 34.XX.XX

Entrüstung. Denke, immer kriege ich alles ab.
21, 12C, 36.XX.XX

Depressiv, frage mich, wie ich finanziell über die Runden kommen soll.
21, 12C, 39.XX.XX

- **Ruhe**

Fühlte mich ausgeglichen und klar. Ich zerstreute einen aufkeimenden Streit dadurch, dass ich ausgeglichen und klar war und nicht in alte Muster hineingezogen wurde. Ich war nicht ungehalten darüber, am frühen Morgen zum Liebesspiel geweckt zu werden.
04, 6C, 00.21.30

Hatte das Gefühl, mein Leben sei emotional sehr ausgeglichen.
05, 6C, 13.00.00

Fühlte mich ganz ruhig und ausgeglichen. Beinahe distanziert. Geduldiger und weniger reizbar.
11, 12C, 00.04.05

Ausgeglichen, glücklich, fröhlich; es ist der erste Tag meiner Periode.
11, 12C, 20.06.00

Fühlte mich ausgeglichener und langsamer.
13, 30C, 02.XX.XX

Sehr beschäftigt, viel Arbeit, aber ich bleibe ruhig. Der vorausgegangene Streit mit meiner Freundin am Telefon löste sich in Wohlgefallen auf, ohne große Analyse. Ich brauchte nicht darüber zu reden, es war einfach okay.
13, 30C, 07.XX.XX

Strikter im Umgang mit den Studenten. Mehr Bestimmtheit bei der Arbeit.
15, 30C, XX.XX.XX

Leichtes Gefühl der Euphorie.
16, 30C, 03.15.00

Beim Erwachen fühlte ich mich gut. Ich hatte einen guten und entspannten Tag. Kein Streß. Positives Gefühl.
21, 12C, 25.XX.XX

Fühlte mich ausgeglichen bei einem Treffen (abends), bei dem ich normalerweise vorher nervös gewesen wäre.
21, 12C, 29.XX.XX

- **Frohgelaunt**

War ausgelassener gegenüber den Studenten im College. Einem gab ich eine unmißverständliche Botschaft weiter, einen

anderen zog ich auf. Meine Kindlichkeit kam heraus, eine niedrigere Hemmschwelle.
05, 6C, 04.XX.XX

Es wurde von mir erwartet, ernsthaft zu reden, aber statt dessen fing ich an zu lachen. Ich konnte nicht aufhören, das Lachen brodelte in mir und musste heraus. Lachen, wenn ernsthaftes Reden erwartet wurde, nervöses Lachen, nahe am Weinen. Ich spürte, dass ich etwas zurückhielt; ich versuchte, ein häßliches Geräusch zu vermeiden; etwas, dass mich tief innen berührte, etwas Enthüllendes.
18, 30C, 07.XX.XX

■ **Verschiedene Gefühle**

Verlangen, beim Malen Braun und Grün zu verwenden.
11, 12C, 00.XX.XX

Möchte mir genau jetzt die Haare schneiden lassen. Das werde ich auch tun.
08, 12C, 02.00.10

Ungewohntes Vergnügen und Befriedigung beim Urinieren.
08, 12C, 02.02.00

Empfindung „als wenn der Stuhlgang fein abgestimmt wäre".
15, 30C, XX.XX.XX

In grimmiger Intensität mit meiner Arbeit und meiner Musik beschäftigt.
08, 12C, 14.12.00

Gemüt - Intellekt

■ **Fehler**

Ich sagte, "also, das ist nicht bald, nicht wahr", anstatt zu sagen, "also, das ist nicht lang, nicht wahr". Ich hatte eine Note auf dem Klavier gespielt, um zu singen. Ich sang die richtige Note, aber eine Oktave höher oder tiefer. Ich erkannte meinen Fehler, aber es blieb schwierig, die richtige Oktave zu treffen.
02, 6C, 03.XX.XX

Normale Fehler beim Schreiben (alle Zeichen) sind viel häufiger geworden.
02, 6C, 03.XX.XX

Schrieb „red" (rot) statt „right" (rechts).
Sagte ein Wort und verstand etwas anderes, mein Mann sagte zweimal „physician" (Arzt), und zweimal verstand ich „physicist" (Physiker).
Redete über einen Patienten, der Verlangen nach Licht hatte und ich dachte an Photophobie.
Schrieb „Dyslexist" (Legastheniker) anstatt „dyslexic" (legasthenisch).
Sagte „Besserung beschäftigt" anstatt „Beschäftigung bessert". „Quicked" (beschleunigt) anstatt „quite" (ziemlich).
Sage „Nerv im Ischias" anstatt „im Oberschenkel".
05, 6C, 02.XX.XX

Sagte „Blase", als ich „Darm" meinte.
05, 6C, 11.00.00

Gedächtnisverlust. Versuchte „Wimbledon" zu buchstabieren; ich kam bis „Wim", dann setzte das Gedächtnis aus.
06, 6C, 03.14.30

Dachte um 7 Uhr, es sei 8 Uhr.
06, 6C, 06.07.00

Fehler beim Sprechen - falsche Aussprache.
06, 6C, 07.00.00

Fehler beim Schreiben wichtiger Wörter.
08, 12C, 14.11.40

Verwirrt bei Daten. Notierte den falschen Monat.
09, 9C, 14.00.00

Kann mich nicht erinnern, was ich sagen oder tun wollte. Sagte Wörter falsch herum - „healing of feet" (Heilung des Fußes) statt „feeling of heat" (Hitzegefühl).
09, 9C, 02.00.00

Konnte nicht richtig schreiben, die Buchstaben wollten sich nicht formen; verschiedene Größen und unsauberes Schriftbild.
10, 9C, 07.04.00

Die letzten Tage fällt es mir schwer, geistige Arbeit zu verrichten. Notierte den falschen Monat bis zum Ende der Prüfung.
11, 12C, 12.00.00

Fehler beim Schreiben. Vergaß die letzten Buchstaben in Wörtern oder setzte andere ans Ende, zum Beispiel beim Namen „Barnes" schrieb ich „Barned".
11, 12C, 45.00.00

Schrieb Seite „4" statt „13".
07, 30C, 00.07.30

Schrieb „99", dachte „39". Viele Hörfehler. „Fresh food" (frisches Essen) anstatt „fish food" (Fischessen).
13, 30C, 12.XX.XX

Musste zweimal die Spielkarten in meiner Hand zählen, um zu sehen, ob es fünf waren. Es ist schwer zu erklären, aber es ist, als würde ich an einer generellen Dyslexie auf allen Ebenen leiden, als würde mein normaler Autopilot nicht richtig funktionieren. Bei Kleinigkeiten, wie dem Öffnen eines Einmachglases, zögere ich bereits. Ich kann es schon noch machen, aber ich muß erst mal überlegen. Ich kann diese Dinge nicht mehr automatisch erledigen. Verdrehe Buchstaben „chani" statt „chain" (Kette), „natrue" statt „nature" (Natur).
13, 30C, 14.XX.XX

Schrieb „feeling" (Gefühl) statt „filling" (füllen).
13, 30C, XX.XX.XX

Fehler beim Buchstabieren. Es beunruhigt mich. Ich sage auch öfter das falsche Wort. Ich bin so müde beim Gedanken daran, was ich noch alles erledigen muß. Unausgeglichen am Abend.
21, 12C, 35.XX.XX

■ **Phrasen**

Ich wiederhole Adverbien sehr dicht hintereinander. "Wunderbare Musik von diesem wunderbaren Musiker. Ich denke, es ist wunderbar." Viele Verbesserungen sind notwendig; ich merke es, wenn ich es Korrektur lese.
13, 30C, XX.XX.XX

Kam eine Stunde zu früh zu einer Verabredung. Freunde sagten mir, dass ich in Phrasen reden und Schreibfehler machen würde - „currant" (Korinthe) statt „current" (derzeitig), „iiritability" statt „irritability" (Reizbarkeit). „Aso" statt „also", und dass ich Sätze wiederholen würde. „19922" statt „1992". Reden in Phrasen. „Irgendwann zeigt sich an jedem Horizont ein Silberstreifen".
13, 30C, 10.08.40

■ **Vergeßlichkeit - Verwirrung - Fehler**

Ich ließ meinen Schal und meine Tasche zu Hause liegen. Ich habe meinen Schal noch nie vergessen.
05, 6C, 03.01.00

Wußte auf einer bekannten Strecke nicht, welchen Weg ich nehmen sollte.
05, 6C, 08.XX.XX

Versuchte, verwandte Mittel zu Lycopodium nachzuschlagen. Schaute statt dessen bei Lachesis und Phosphor nach. Bemerkte, dass ich die falschen Mittel nachschaute.
07, 30C, 00.01.05

Vergaß, meinen Sohn abzuholen. Bin unorganisiert. Verwirrt.
09, 9C, 00.08.00

Kann mich nicht entscheiden, was ich einkaufen soll. Weiß nicht, wo ich Sachen hintun soll. Kein Überblick.
09, 9C, 01.09.00

Verwirrt in Bezug auf rechts und links beim Notieren der Symptome.
09, 9C, 07.00.00

Ganz aus dem Gewohnten rausgebracht, vergebliche Suche nach Dingen, Verlust von Zuversicht und Richtung.
09, 9C, 70.00.00

Ich fülle Waschpulver statt Spülmittel ein.
13, 30C, 12.XX.XX

Knöpfte drei Strickjacken falsch zu.
13, 30C, XX.XX.XX

Verwirrung, Gedächtnisschwäche.
16, 30C, 01.04.00

Vergesse, wohin ich Dinge tue. Vergesse, Dinge mitzunehmen. Erinnere mich nicht, ob ich das Auto abgeschlossen habe oder nicht.
18, 30C, 17.XX.XX

- **Ungeschicklichkeit**

Beim Autofahren ist es schwierig, meine Aufmerksamkeit im Griff zu haben; dabei eine Empfindung wie ein sanftes Schweben.
02, 6C, 01.XX.XX

Konzentrationsmangel. Gedankenverloren beim Autofahren, hätte beinahe zwei Unfälle verursacht.
05, 6C, 08.XX.XX

Kurzer Aussetzer beim Autofahren. Mein Wagen war plötzlich in der Mitte der Straße. Eine Autohupe brachte mein Bewußtsein wieder zurück.
11, 12C, 04.03.50

Meine gewohnte Unbeholfenheit im Umgang mit Messern besteht nicht mehr.
11, 12C, 68.00.00

Bin nicht in der Lage, einfache Dinge durchzuführen. Verfahre mich, aber mache mir nichts daraus, obwohl ich mich nicht sicher fühle; schlimmer abends. Ich habe den Eindruck, dass ein Autofahrer, den ich geschnitten hatte, mir folgt. Es macht mir nichts aus.
09, 9C, 02.11.00

Machte eine Bauchlandung auf der Arbeit, da ich nicht an das dachte, womit ich gerade beschäftigt war. Beinaheunfall beim Fahren eines Gabelstaplers.
16, 30C, 00.04.00

- **Konzentration**

Schwierigkeiten, wenn ich versuche, mich auf meine Tätigkeit zu konzentrieren. Ein Beispiel: ich versuche, meine Gedanken zu sammeln, während ich mich für meine Abendklasse vorbereite. Ich versuche an alles zu denken, um es in meinen Aktenkoffer zu packen. Ich habe einen Pfosten auf mich zukommen gesehen und musste mich äußerst konzentrieren, um mir ins Gedächtnis zu rufen, wie ich ihm ausweichen konnte. Während ich in der Klasse unterrichtete, hatte ich Schwierigkeiten, mich beim Reden auf die logischen Schritte zu konzentrieren.
02, 6C, 01.XX.XX

Unzentriertes Gefühl beim Erwachen, das aber gegen Mittag verschwand.
02, 6C, 02.XX.XX

Fühlte mich heute immer noch unzentriert, es war noch ausgeprägter als am Vortag, zunehmend schlimmer ab 13 Uhr. Der Zustand hielt einige Tage an. Besser nach einem Mittagsschlaf.
02, 6C, 03.XX.XX

Schwierigkeiten, mich länger auf eine Sache zu konzentrieren. Abwesender als sonst.
02, 6C, 01.XX.XX

Einige Konzentrationsschwierigkeiten am Nachmittag.
02, 6C, 02.XX.XX

Während der Vorlesungen verlor ich den Faden. Ich verstand kein Wort mehr und musste mich regelrecht anstrengen, wieder zurückzukommen.
05, 6C, 02.00.00

Kann mich nicht konzentrieren. Das Denken funktioniert langsam und unscharf, wie betäubt. Mir fallen Worte nicht ein.
09, 9C, 00.00.10

Konzentrationsschwierigkeiten. Muß Abschnitte zweimal lesen.
11, 12C, 05.00.00

Konzentrationsmangel bei der Arbeit; leicht abgelenkt.
16, 30C, 00.03.45

Konzentrationsschwierigkeiten. Ich habe meinen Stift verloren. Ich bin auf der Hut,

habe Angst, etwas Dummes zu sagen oder zu tun.
16, 30C, 00.06.00

Konzentrationsschwierigkeiten, ich starre aus dem Fenster. Ich muß dringend etwas zu essen finden. Bin uneffizient. Fühle mich sehr weit weg.
18, 30C, 04.00.00

Konzentration schwierig. Während der Patientenbesuche gingen die Gedanken auf Wanderschaft.
21, 12C, 30.XX.XX

Den ganzen Tag abwesend. Schlechte Konzentration. Bei einem Treffen fühlte ich mich sehr dämlich, weil ich jedes Mal, wenn ich den Mund aufmachte, unterbrochen wurde.
21, 12C, 41.XX.XX

Wenn ich mich konzentriere, fehlt das sonst vorhandene Niesen (dies passiert mir nur während einer Fallaufnahme).
04, 6C, 01.04.30

■ **Stumpfheit**

In einer Vorlesung war ich langsam.
05, 6C, 06.XX.XX

Benommenes Gefühl im Kopf beim Gähnen.
11, 12C, 03.03.50

Abneigung gegen geistige Arbeit. Gähnen, Müdigkeit, Schlafverlangen, aber zu beschäftigt mit irgendwelchem Krimskrams.
11, 12C, 28.00.00

Dumpf und benommen im Kopf. Wortkarg.
16, 30C, 00.07.00

Langsam in der Bewegung und im Denken.
16, 30C, 00.08.00

Denke langsam, rede langsam. Genereller Mangel an Interesse, Abneigung, den Fall von gerade eben zu analysieren. Abneigung gegen geistige Arbeit.
16, 30C, 01.08.00

Dumpfheit morgens, wie im Halbschlaf.
21, 12C, 02.XX.XX

■ **Verträumt - Unwirklich**

Ich fühlte mich schwebend, unzentriert, sonderbar, verschoben, nicht ganz da. Vielleicht wie in einem Traum.
05, 6C, 06.00.00

Zehn Minuten schienen wie eine Stunde. Die Zeit schien zu langsam zu vergehen.
06, 6C, 06.09.00

Fühle mich angenehm verträumt.
10, 9C, 00.09.00

Wunderbar verträumt und müde beim Zubettgehen.
10, 9C, 00.16.00

Generell ein unwirkliches Gefühl. Eine undeutliche Empfindung der Grenzlinien in meinem Kopf, wo ich mir vorstelle, dass sich mein Gehirn befindet, d.h. direkt unter der Oberfläche.
02, 6C, 01.XX.XX

■ **Klarheit**

Fühlte mich geistig klarer und erledigte Sachen, die ich vorhatte zu tun. Mut, neue Dinge anzupacken.
04, 6C, 08.XX.XX

Ich räumte meine Speisekammer auf, was ich schon lange tun wollte.
05, 6C, 07.XX.XX

Geistige Klarheit und Leichtigkeit im Kopf, 13 - 14 Uhr (wie beim Fasten).
15, 30C, XX.XX.XX

Gesteigerte Klarheit hinsichtlich des Namensgedächtnisses, für den Rest der Prüfung.
15, 30C, 02.00.00

Vermehrte Geduld mit Studenten, nachsichtiger. Gesteigerte Klarheit, mich zu

verbalisieren, zu kommunizieren, generell geistige Klarheit.
15, 30C, XX.XX.XX

Träume

■ Krieg

Träume vom dritten Reich.
02, 6C, 02.00.00

Traum von London bei einem Luftangriff. Prüfer fühlte sich unberührt.
09, 9C, 00.00.17

Traum - Geräusche wie Gewehrschüsse.
08, 12C, 02.21.50

Lebhafter Kriegstraum mit schrittweisem Näherkommen der Gewehrfeuer. Ich sehe Portraits von Gewaltopfern.
08, 12C, 04.00.00

Ein Soldat schlug mir mit einer langen, schwarzen Peitsche auf den Kopf. Hellgrüne Uniform. Ich schrie. Ich hatte etwas verbrochen.
06, 6C, 10.00.00

■ Zerbrochenes Glas

Träumte, dass er unbeabsichtigt einen großen Spiegel zerbrochen hatte, dann versuchte er, ihn Stück für Stück wieder zusammenzusetzen.
06, 6C, 00.XX.XX

Träumte, er hätte Fenster zerbrochen; von Menschen, die fielen und sich die Knochen brachen; von einer Autokollision, die Wagen schrappten gegeneinander und Metall zerriß.
16, 30C, 17.04.XX

■ Nicht sicher sein - Räuber - Angriff

Traum, in einer fremden Stadt zu sein. Ich wurde verfolgt von einem alten Chinesen, der versuchte, mich zu erwischen. Ich versteckte mich, weil ich mich bedroht fühlte.
09, 9C, 01.00.00

Traum vom Ex-Freund, der gewalttätig wurde. Er versuchte, das Mobiliar zu zertrümmern. Unsere Kinder und Freunde waren anwesend. Wir schafften ihn außer Haus. Ich war zufrieden, als ob sich etwas aufgelöst hätte.
13, 30C, 02.00.00

Traum von Räubern. Zwei dunkle Männer kamen in mein Schlafzimmer. Sie saßen in meinem Bett und wählten die Sachen aus, die sie stehlen wollten. Ein Freund und ich kamen in das Zimmer und jagten sie aus der Wohnung. Einige Minuten später hörte ich wieder Geräusche. Ein Junge mit hellem Haar saß draußen auf der Treppe und versuchte, das Türschloß zu öffnen. Ich jagte ihn fort. Aber ich konnte die Tür unten nicht schließen. Das Schloß war zerstört.
18, 30C, 08.XX.XX

Unangenehmer Traum. Mein Mann sperrte sich aus und klingelte. Er weigerte sich, mir seinen Namen zu nennen, deshalb rief ich die Polizei. Die Elektrik funktionierte nicht. Die Polizei kam.
05, 6C, 14.00.00

Traum von einem Einbruch. Ich war in der Küche in meiner Wohnung. Ich hörte ein Knacken und ging in die Diele. Ein Mann, groß und dunkel, mit einem schwarzen Mantel, schwarzem Schal, dunklem Haar (er war eventuell ein Schwarzer) war in meinem Schlafzimmer. Er war schnurstracks hineingegangen - unverschämt. Er nippte an meiner Teetasse, die auf dem Tisch stand. Er hatte noch nichts gestohlen. Ich ging direkt auf ihn zu und sagte ihm, dass er verschwinden solle. Ich warf ihn zur Tür hinaus. Er ging nach unten in die Wohnung im ersten Stock. Ich lief ihm nach und rief: "Hier ist ein Dieb".
18, 12C, 33.XX.XX

Traum von einem Einbruch. Ich war im Haus. Zwei dunkle Männer (Fremde) waren ins Haus eingebrochen und lagen zugedeckt in einem Bett im Schlafzimmer. Ich hatte Angst und wollte sie hinausjagen. Ich schlug die Decken zurück.
18, 12C, 61.XX.XX

Alptraum - ein Mann kam ins Haus. Ich war allein. Er sah furchterregend aus. Ich ging nach unten, um die Polizei zu rufen, aber die Telefonleitung war durchschnitten.
05, 6C, 47.00.00

Unangenehmer Traum, von jemandem verfolgt zu werden.
05, 6C, 48.00.00

Traum - ich wurde bei der Arbeit von dem Vater eines Patienten attackiert. Er ging dann nach draußen in die Gartenanlagen spazieren und schlug Krach. Es tauchten Affen auf, deshalb ging ich wieder ins Haus, diesmal durch den Hintereingang. Nach einem großen Umweg und viel Kletterei (ängstlich, Höhenangst) kam ich schließlich in einem entlegenen Wartezimmer an, das von Wasser umgeben war.
10, 9C, 05.20.00

Traum, mit einer anderen Frau in einem Fahrstuhl zu sein. Der Fahrstuhl hatte einen offenen Boden. Ich musste seitlich stehen und mich festhalten.
04, 6C, 12.00.00

■ **Falsch gehandelt**

Ich fuhr mit einem Auto. Wurde von der Polizei angehalten. "Oh, nein", dachte ich. An den Rest erinnere ich mich nicht.
18, 30C, XX.XX.XX

Träumte, die Polizei würde nach mir suchen. Ich hatte Geld gestohlen. Sie nahmen mich fest und ich leistete keinen Widerstand. Sie legten mir an meinen linken Daumen Handschellen an, aber der Daumen war verletzt und ich hatte einen Verband darum. Deshalb fragte ich, ob sie mir die Handschellen nicht am rechten Daumen anlegen könnten. Ich gab alles zu und wollte ins Gefängnis. Ich schätze, dass ich eineinhalb Monate bekommen würde. "Das reicht mir, um auszuschlafen und mich auszuruhen", dachte ich für mich.
18, 30C, 176.XX.XX

■ **Sex - Vergewaltigung**

Amouröser Traum.
05, 6C, 05.00.00

Erotische Träume.
04, 6C, 05.00.00

Traum von einem Mann, der versuchte, mit mir zu schlafen. Er erreichte sein Ziel nicht, aber er hatte ein großes Loch in die Gegend zwischen Vagina und Anus (Perineum) gestoßen.
18, 30C, 13.XX.XX

Traum - vergewaltigt zu werden. Ich lag im Bett, die Tochter meiner Freundin linker Hand. Ein Mann, nur mit Hemd bekleidet, stand auf dem Bett. Ein anderer Mann mit einer sehr großen Erektion lag neben ihr. Sie ergriff den Penis und verdrehte ihn, weil sie glaubte, ihm so weh zu tun. Ich erwachte und rief nach meinem Mann.
04, 6C, 13.00.00

Erneut in Gefahr, vergewaltigt zu werden. Sehr verwirrt. Viele nackte Männer.
04, 6C, 14.00.00

■ **Gefühlsumschwung** („Revulsion")

Traum von Schildkröten, die an meinem Pullover hingen.
08, 12C, 06.00.00

■ **Familie**

Traum, zusammen mit meinem Bruder zu singen.
09, 9C, 05.00.00

Traum, ich könnte meine Schwester sehen und mit ihr sprechen, obwohl sie weit weg wohnt. Ich war überrascht.
09, 9C, 06.00.00

Traum, dass sich meine Eltern trennen würden. Ich war ganz aus der Fassung deswegen.
10, 9C, 08.20.00

Traum - ich spielte Gitarre und sang sehr schön (am nächsten Tag war eine

Geburtstagsparty für meinen Sohn und wir hatten vor, ihm eine Gitarre zu schenken).
21, 12C, 31.XX.XX

- **Feuer**

Ein kleines Feuer in Form eines Tipis.
06, 6C, 05.00.00

Ein brennender Hund. Eine kleine, blaue Flamme in der Magengegend. Zwei Feuerwehrleute zogen zwei Leichen aus dem Erdgeschoß. Leichen mit schwarzer Haut. Sie wurden mit einem Flaschenzug hochgezogen. Der Prüfer fühlte sich gefühlsmäßig nicht betroffen, war aber neugierig.
06, 6C, 07.00.00

- **Wasser**

Traum von einer Flutwelle.
04, 6C, 45.00.00

Ich wollte mich duschen. Ich suchte nach dem Badezimmer. Ich war in einem großen Haus. Ich fand einem Raum mit vielen Duschen darin, aber es war ein großes Wohnzimmer mit Möbeln.
18, 30C, 01.XX.XX

Ich war bei einem Treffen. Es waren Leute dort, die ich kannte. Ich befand mich in der Küche bei mir zu Hause, aber ich wohnte nicht dort. Mein Ex-Partner lebte dort. Wir backten Waffeln, und Wasser strömte vom Tisch herab.
18, 30C, 02.XX.XX

Noch eine „Szene" aus einem Traum. Ich füllte eine Kaffeemaschine in eine große Tasche.
18, 30C, XX.XX.XX

- **Reisen**

Traum - ich reiste von irgendwo ab. Ich hatte mit anderen Frauen zusammen ein Zimmer gehabt. Ich packte meinen Koffer und achtete darauf, nichts von meinen Sachen zu vergessen.
18, 30C, XX.XX.XX

Träumte, verspätet zum Abflug zu kommen, verpaßte den Bus. Ließ die Kleider zurück. Ich fand meine Reisegruppe nicht mehr, aber zuguterletzt erwischte ich doch noch meinen Flug. Erwachte ganz erschöpft von den Strapazen, aber zufrieden, dass ich den Flug geschafft hatte.
13, 30C, 06.XX.XX

Traum, dass ich mit einigen anderen Leuten um einen Tisch herum säße. Ich sah in mein Portemonnaie. Darin war eine Menge Geld, aber schwedisches. Die Leute um mich waren verwundert. Aber es gab nur 100 norwegische Kronen (ein norwegischer Prüfer).
18, 30C, 07.XX.XX

- **Traumqualität**

Träume klarer als sonst.
15, 30C, XX.XX.XX

Zwei Nächte lang verworrene Träume.
04, 6C, 09.00.00

Allgemeines

- **Zeit**

Gemütssymptome schlimmer morgens. Nachmittags und abends symptomfrei.
16, 30C, 04.XX.XX

16 Uhr - agg.
10, 9C, 02.08.00

16 Uhr - amel.
10, 9C, 20.08.00

Müde, erschöpft, abends besser.
21, 12C, 02.XX.XX

18 Uhr - Müdigkeit agg.
05, 6C, 53.XX.XX

- **Periodizität**

176 Tage (genau sechs Monate) nach Einnahme der ersten Dosis, hatte ich das Gefühl, ich hätte erneut eine Dosis eingenommen. Ich spürte den Ausbruch von

vielen der Original-Prüfungssymptome (Dauer etwa 15 Tage).
18, 30C, 176.XX.XX

■ **Speisen und Getränke**

Abneigung gegen kaltes Essen.
04, 6C, 00.00.00

Abneigung gegen fettig aussehendes Essen.
04, 6C, 08.00.00

Verlangen nach Limonen und Vitamin C.
10, 9C, 03.12.00

Verlangen nach großen Mengen Orangensaft mit Selters.
13, 30C, 10.XX.XX

Verlangen nach saftigem Obst, Orangen und Klementinen, um 16 Uhr nachmittags, über mehrere Tage. Täglich 16 Uhr.
04, 6C, 04.07.50

Verlangen nach Mehlspeisen oder Fleisch, ohne Obst oder Gemüse.
16, 30C, 01.XX.XX

Starkes Verlangen nach heißen, gekochten Kartoffeln mit Schale. Die Kälte im Magen wurde nach den Kartoffeln besser.
16, 30C, XX.XX.XX

Salzverlangen.
16, 30C, 00.12.30

Verlangen nach Salzigem, gut Gewürztem.
13, 30C, 00.XX.XX

Verlangen nach einfachem Essen, obwohl ich sonst lieber gut gewürzt esse. Leichtes Unwohlsein im Magen.
10, 9C, 03.06.00

Großes Verlangen nach Süßem.
04, 6C, 04.13.35

Verlangen nach Schokolade über drei Tage hinweg (intensiv - ungewöhnlich). Verlangen nach Eiscreme, was die Verdauung unterstützt.
05, 6C, 12.XX.XX

■ **Verschiedenes**

Extreme Lethargie und Müdigkeit über die Dauer eines Monats. Ich fühlte mich so müde und schwach. Habe Probleme, irgend etwas erledigt zu kriegen, kann mich nicht konzentrieren. Unmöglich, Fälle zu bearbeiten. Unwirkliches, unzentriertes Gefühl mit Müdigkeit.
02, 6C, 07.00.XX

Fühle mich sehr müde, matt, möchte ins Bett. Teilweise abgespaltenes Gefühl.
09, 9C, 02.12.XX

Große Mattigkeit nach Treppensteigen. Dumpfer Schmerz am ganzen Körper, besonders in der Stirn.
05, 6C, 04.XX.XX

Plötzlich sehr müde.
05, 6C, 05.06.20

Schmerzen am ganzen Körper, als ob eine Dampfwalze über mich gefahren wäre, hin und her. Schmerzen wandern schnell.
05, 6C, 21.XX.XX

Schwere und Müdigkeit, verbunden mit dem Gefühl von Versagen.
05, 6C, 42.XX.XX

Große Müdigkeit bei der dritten Periode. Schleppe mich umher. Schneidende Schmerzen kommen und gehen. Müdigkeit - 18 Uhr agg.
05, 6C, 53.XX.XX

Lethargie mit dem Gefühl, unzureichend zu sein, beim Einsetzen der Menses.
09, 9C, 62.XX.XX

Symptome schlimmer während den Menses.
09, 9C, 67.XX.XX

Wenig Energie beim Erwachen.
10, 9C, 03.00.00

Brauchte ewig, um die morgendlichen Arbeiten zu verrichten.
10, 9C, 03.00.00

Ausgelaugtes Gefühl, Gähnen den ganzen Tag über.
10, 9C, 02.XX.XX

Schwäche nach leichter Anstrengung. Müde, erschöpft. Besser abends. Wollte mich hinlegen und schlafen. Dieses starke Müdigkeitsgefühl hielt an bis zum 39. Tag der Prüfung.
21, 12C, 02.XX.XX

Anspannung. Muskelsteifigkeit. Mein Körper fühlte sich schwer und ungelenk an.
21, 12C, 38.XX.XX

Schwere und Müdigkeit während der ganzen Prüfung, morgens und am frühen Abend. Keine Kraft in mir.
18, 30C, XX.XX.XX

Mattigkeit.
16, 30C, 01.04.XX

Müde, langsam.
16, 30C, 01.08.XX

Schwäche - 11 Uhr bis 13 Uhr.
15, 12C, XX.XX.XX

Gesteigerte Energie.
05, 6C, 03.00.00

Energie während der Prüfung insgesamt besser, hält immer noch an.
05, 6C, XX.XX.XX

Energie versiegt nicht, gesteigerte Lebenskraft bis in die Nacht hinein.
14, 30C, 04.XX.XX

Fühlte mich gut, ausgeglichen und in Kontakt mit mir selbst - nach 35 Tagen. Während der Prüfung habe ich an Gewicht zugelegt.
18, 30C, 35.XX.XX

Friere mehr als sonst.
05, 6C, 04.XX.XX

Kältegefühl, besser durch Trinken von warmen Getränken, nicht aber durch warmes Essen.
16, 30C, 00.14.00

Unbeholfen und ungeschickt, habe den Tee umgeworfen.
09, 9C, 00.23.XX

Ruhelos im Sitzen.
09, 9C, 20.XX.XX

Gewohnte prämenstruelle Symptome sind besser.
14, 30C, 06.XX.XX

Heftiger Puls.
16, 30C, 02.06.XX

Wie eine Erkältung - heiß, schwindlig und überall Schmerzen.
05, 6C, 02.12.00

Allgemeines - Zusammenstellung

Bewegung agg.: Brust, Rücken, Extremitäten.

Erwachen agg.: Augen, Nase, Hals, Magen, Brust, Rücken, Husten.

Erwachen amel.: Gemüt, Augen, Magen, Husten.

Farbe, pink: Augen, weibliche Genitalien, Haut.

Farbe, rot: Gesicht, Augen, Urin, Extremitäten.

Frische Luft amel: Kopf, Augen, Extremitäten.

Kälte agg.: Augen, Zähne, Magen, Extremitäten, Husten.

Kälte amel.: Gesicht, Augen, Magen, Allgemein.

Kälteempfinden: Augen, Magen, Extremitäten.

Schmerz, brennend: Augen, Gesicht, Magen, Rektum, Haut.

Schmerz, drückend: Kopf, Rektum, Genitalien.

Schmerz, heftig: Augen, Kopf, Magen, weibliche Genitalien.

Schmerz, schneidend: Kopf, Ohren, Mund, Zähne, Hals, Magen, Abdomen, Rektum, männliche Genitalien, Husten, Brust, Extremitäten.

Schmerz, zusammenschnürend: Kopf, Magen, Abdomen, Brust.

Wärme amel.: Gesicht, Hals, weibliche Genitalien, Extremitäten, Husten.

Schwindel

Erwachte um 4 Uhr mit Schwindelgefühl. Schwindel nach Massage.
05, 6C, 00.20.25

Leichter Schwindel im Kopf mit pulsierenden Schmerzen in den Schläfen.
05, 6C, 00.04.25

Schwindel beim Drehen des Kopfes, als ich meinen Nackenschmerz überprüfte.
05, 6C, 00.05.25

Ein wenig schwindlig beim Schreiben und Lernen. Gefühl von fehlendem Gleichgewicht.
05, 6C, 00.06.00

Schwindlig beim Schlafengehen, als der Kopf das Kissen berührte.
05, 6C, 01.15.25

Schwindlig, schlimmer durch Schließen und erneutes Öffnen der Augen.
05, 6C, 02.03.00

Schwindlig, besser durch Essen.
09, 9C, 00.00.15

Schwarz vor Augen beim Aufstehen vom Liegen abends.
21, 12C, 02.XX.XX

Am Abend laufe ich durch die Gegend mit Schwindel und einem unwirklichen Gefühl.
21, 12C, 36.XX.XX

Kopf

Kopf wie mit Luft gefüllt.
16, 30C, 00.07.15

Ein Schwellungsgefühl, vorher im Magen empfunden, scheint sich ins Gehirn verlagert zu haben.
16, 30C, 00.04.30

Kongestion mit katarrhalischen Symptomen.
16, 30C, 07.00.00

Blutandrang, leicht verstopftes Gefühl in der Stirn, den ganzen Tag über. Empfindung um den Kopfscheitel und über den Ohren, als ob ein Band von beiden Seiten einen Druck ausüben würde.
10, 9C, 00.00.01

Bandgefühl, aber nicht zusammengezogen, ein ca. 5 cm breiter Schmerz um den Scheitel.
10, 9C, 03.08.00

Kriechende Empfindung, rechte Kopfseite.
07, 30C, 03.07.30

Knirschen in den Ohren, kommt durch den Schädel vom Nacken her und geht durch den Kopf.
16, 30C, 00.17.30

Abends Schweregefühl in der Stirnmitte.
21, 12C, 04.XX.XX

Schweregefühl im Hinterkopf.
09, 9C, 01.09.00

Schweregefühl. Druck im Kopf mit trübem, müdem Gefühl.
09, 9C, 03.11.00

Abends vor den Menses Schmerz in der rechten Stirnhälfte (normalerweise während den Menses auf der linken Seite).
09, 9C, 43.00.00

Kopfschmerz, schlimmer bei Bewegung. Kopf fühlt sich innen lose an. Oberer Nacken steif.
16, 30C, 00.17.30

Schmerz in der Stirn, nach links zur Schläfe, mit Dröhnen und Summen.
15, 12C, 00.00.00

Schmerz über dem linken Auge beim Erwachen, besser durch kaltes Baden. Schmerz beim Erwachen, schlimmer werdend, wie wund, empfindlich, besser durch starken Druck; Verlangen, die Augen zu schließen. Besser durch Schlaf, schlimmer durch Aufstehen, besser ab 16 Uhr.
09, 9C, 06.00.00

Schmerz, besser durch Konzentration.
10, 9C, 09.07.00

Stirnkopfschmerz und müdes Gefühl in den Augen.
08, 12C, 01.23.35

Dumpfer Schmerz zwischen den Schläfen (gleichzeitig fühlen sich die Augen kalt an). Später wanderte er zur oberen Stirn, zu den Augenbrauen und anschließend hinter die Ohren.
16, 30C, 00.14.30

Drückender Schmerz in der Stirn und über dem linken Auge. Tiefer Schmerz. Besser bei Anstrengung, schlimmer durch Hinlegen. Normalerweise eine prämenstruelle Erscheinung, aber die Menses standen nicht bevor.
04, 6C, 68.00.00

Drückender Schmerz, die Seiten des Kopfes sind empfindlich.
07, 30C, 00.01.00

Drückender Schmerz in den Schläfen, beide Seiten der Stirn drücken in die Schläfen. Ich fühlte mich generell nicht gut und hatte den Wunsch, mich hinzulegen und meine Ruhe zu haben.
04, 6C, 19.05.50

Drückender Schmerz wie von einem Hut. Ich kann das Hutband fühlen, 6 - 8 cm über den Ohren und am Hinterkopf.
08, 12C, 01.09.10

Schmerz, Druck, schlimmer rechts.
10, 9C, 12.06.00

Druck, rechte Stirnhälfte am Haaransatz, dann über den Augenbrauen. Spannungsschmerz.

Besser durch Druck, nagendes Gefühl, erstreckt sich zum Scheitel.
05, 6C, 13.00.00

Drückender Schmerz in der Stirn, nach außen drückend. Schlimmer links. Besser durch Bewegung, schlimmer durch Erschütterung, besser durch warme Anwendungen. Schmerzen hinter beiden Ohren.
16, 30C, 00.16.45

Schneidender Schmerz mit leichtem Pulsieren in beiden Schläfen, schnell vergehend.
05, 6C, 00.13.30

Schießender Schmerz an der rechten Kopfseite, von den Zähnen heraufschießend.
10, 9C, 26.12.00

Reißender Schmerz über dem linken Auge während den Menses. Schlimmer durch Husten. Schlimmer durch Aufstehen. Besser in frischer Luft. Besser durch Schlaf. Besser nach 8 Uhr morgens.
09, 9C, 67.00.00

Stechender Schmerz an einer Stelle über der linken Augenbraue, wie vom Nacken her kommend.
21, 12C, 05.XX.XX

Scharfer und kurzer Schmerz an der linken Schläfe zur linken Kieferhöhle hin mit einem Druckgefühl auf der Schläfe.
05, 6C, 03.10.05

Schneidender Schmerz über dem Scheitel, schlimmer an zwei Stellen auf jeder Seite.
04, 6C, 13.08.35

Schneidender Schmerz im Hinterkopf, besonders an zwei Stellen.
04, 6C, 18.05.50

Schneidende Schmerzen in der Kopfmitte, Schmerzen rund um den Kopf. Schlimmer durch plötzliche Bewegungen und Geräusche, besser durch frische Luft.
10, 9C, 03.80.00

Stechender Schmerz in der linken Schläfe, kam und verging innerhalb von Sekunden, kehrte nach einer Stunde zurück.
07, 30C, 00.12.30

Verspannung, rechte Stirn am Haaransatz und danach über der Augenbraue. Spannungsschmerz schlimmer durch Druck. Nagendes Gefühl, sich zum Scheitel erstreckend.
05, 6C, 13.00.00

Pulsierender Schmerz in den Schläfen mit Schwindel.
05, 6C, 00.04.25

Pulsierender Schmerz, Kopfmitte und um den Scheitel, mit Herzklopfen.
10, 9C, 03.08.00

Schuppige und juckende Kopfhaut verschwand während der Prüfung (geheilt).
04, 6C, XX.XX.XX

Augen

Kältegefühl in den Augen.
16, 30C, 00.14.30

Augen kalt und feucht, als ob sie einem kalten Zug ausgesetzt gewesen wären.
16, 30C, 00.15.00

Trockene, verkrustete Augen sind verschwunden (Heileffekt).
05, 6C, 03.14.55

Trockene, verkrustete Augen als Symptom zurückgekehrt.
05, 6C, 42.XX.XX

Empfindung, als sei ein Partikel der Schminke oder der Augenkrusten unter das Lid und in die Augenwinkel geraten.
10, 9C, 06.00.00

Beim Radfahren läuft klares Wasser aus beiden Augen.
05, 6C, 06.01.00

Rosafarbene Augen (mit sandigem Gefühl auf dem Lid). Juckende Augenwinkel und Pulsieren im linken Augapfel.
14, 30C, 27.XX.XX

Jucken unter den Oberlidern.
14, 30C, 01.XX.XX

Wenn ich müde bin, drückt sich das obere Augenlid herunter über die Augen. Der obere Augenteil fühlt sich schwer und runzelig an. Beim Geradeausschauen habe ich das Gefühl, die Augenlider würden über den Augen hängen.
21, 12C, 47.XX.XX

Augen wund und leicht blutunterlaufen, besser in frischer Luft.
08, 12C, 02.00.10

Brennende Augen mit Tränenfluß und laufender Nase.
14, 30C, 00.11.00

Brennender Augenschmerz mit Wundheitsgefühl beim Notenlesen.
08, 12C, 00.12.10

Brennen und Jucken im rechten Auge. Auge rot und feucht. Später zum linken Auge verlagert.
04, 6C, 06.02.20

Brennender Schmerz in den Augäpfeln, besser durch Schließen der Augen.
21, 12C, 40.XX.XX

Wundes Gefühl im linken Auge. Muß es schließen wegen des Stechens.
16, 30C, 00.16.00

Steifheit mit Schwellung unter den Augenlidern und -brauen. Kann die Augen nicht richtig öffnen.
21, 12C, 19.XX.XX

Ohren

Knacken in den Ohren beim Gähnen.
16, 30C, 00.15.00

Knirschen in den Ohren, kommt durch den Schädel vom Nacken her und geht durch den Kopf.
16, 30C, 00.17.30

Spannungsgefühl im Trommelfell. Es fühlt sich straff und trocken an, dabei Kratzen im Hals.
05, 6C, 04.08.XX

Ohrgeräusche, leiser, flüsternder Ton, unterbrochen von einem gedämpften, nuschelnden Ton, der vier oder fünfmal in schneller werdender Abfolge kommt, mit einer Dauer von zwei Sekunden. Es erinnert mich an einen Propellermotor, der gestartet wird oder Aussetzer hat. Ich schlafe dann eine Stunde, aber der Schlaf wurde mehrere Male durch den undeutlichen Ton unterbrochen. Der Ton ist nicht in meinen Ohren, sondern mehr in meinem Kopf. Ein wenig wie Blasen, die zur Oberfläche aufsteigen.
16, 30C, 04.07.XX

Schmerzen hinter den Ohren.
16, 30C, 00.15.30

Der Schmerz wanderte in die Ohren mit einem Druckgefühl auf beiden Trommelfellen, wie bei einem Flugzeugstart; besser durch Essen.
05, 6C, 13.04.00

Dumpfer Schmerz im rechten Ohr, manchmal begleitet von einem bohrenden Gefühl im Inneren, aber nicht tiefgehend.
05, 6C, 13.02.00

Schneidender Schmerz im rechten Ohr (vor vielen Jahren trat er schon einmal, bei kaltem Wind, im linken Ohr auf).
04, 6C, 06.21.00

Klingeln im linken Ohr.
15, 12C, 01.XX.XX

Hämmern hinter beiden Ohren.
15, 12C, 01.XX.XX

Hören

Summender, vibrierender Ton im Kopf.
15, 12C, 04.00.00

Empfindlich gegen die Geräusche in der Stadt (Autos und diskutierende Leute).
10, 9C, 00.05.00

Mein Kopf hüpfte innerlich, wenn es ein plötzliches Geräusch gab.
07, 30C, 00.09.30

Geschärfte Wahrnehmung für den Gesang der Vögel.
07, 30C, 01.00.00

Empfindlich gegen plötzliche Geräusche während der ganzen Prüfung.
07, 30C, XX.XX.XX

Ich kann mich selbst schlucken hören.
16, 30C, 00.15.00

Nase

Nasenfluß klar und mild.
14, 30C, 00.11.00

Klare Absonderung nach bronchialem Husten. Normalerweise ist die Reihenfolge umgekehrt.
05, 6C, 06.XX.XX

Absonderung dünn, wässerig, blaß und gelb.
14, 30C, 01.XX.XX

Absonderung salzig.
14, 30C, 01.XX.XX

Häufiges Niesen bei Schnupfen.
05, 6C, 07.XX.XX

Niesen mit Fließschnupfen.
09, 9C, 54.XX.XX

Niesen mit Schleim beim Erwachen.
07, 30C, 02.23.30

Gewohntes Niesen bei der Fallaufnahme und bei Konzentration blieb aus.
07, 30C, 01.04.00

Juckende Nase, außen und innen, besser durch Reiben.
09, 9C, 19.XX.XX

Gesicht

Ich sehe älter aus.
08, 12C, 11.06.50

Gesichtsausdruck verständnislos.
16, 30C, 00.07.15

Leerer Ausdruck, wenn ich nichts mache.
10, 9C, 12.XX.XX

Kleine Pickel unter der Haut an Nase, Mund und Kinn.
05, 6C, 16.XX.XX

Pickel auf der Stirnmitte.
05, 6C, 28.XX.XX

Eitriger Hautausschlag unter dem rechten Mundwinkel.
05, 6C, 08.XX.XX

Schmerz an den Wangenknochen und über dem Zahnfleisch wie bei Sinusitis. Schlimmer links.
05, 6C, 06.XX.XX

Brennen im Gesicht, manchmal mit rosigem Ausschlag, hielt sich etwa einen Monat. Schlimmer durch Sonnenlicht.
02, 6C, 05.00.00

Exanthem im Gesicht, begann zwischen 14 Uhr und 15 Uhr, nachdem ich in der heißen Sonne spazieren war. Bis 20 Uhr abends entwickelte sich ein Ausschlag unter dem linken Kiefer. Gegen 22 Uhr war die ganze linke Gesichtshälfte geschwollen, mit einem feinen Ausschlag überzogen und juckte.
04, 6C, 107.00.00

Beim Erwachen Augen geschwollen und nahezu geschlossen; der Ausschlag und die Schwellung erstrecken sich nunmehr auch zur rechten Gesichtshälfte hin, mit roten Flecken und schrecklichem Brennen. Schlimmer durch Wasser, Kratzen und Reiben. Der Ausschlag zieht anschließend bis hinter die Ohren. Das ganze Gesicht ist angeschwollen.
04, 6C, 108.00.00

Schmerzhaftes Prickeln auf der Mitte der Unterlippe.
21, 12C, 13.XX.XX

Jucken auf der rechten Seite des Kinns, so als ob ein Haar dort hinge.
16, 30C, 22.XX.XX

Zittern in der Oberlippe. Besser durch Druck mit dem Finger.
04, 6C, 02.00.00

Gesicht fettiger als normalerweise.
04, 6C, 02.00.00

Unterkieferdrüsen geschwollen und schmerzhaft bei Berührung (gewöhnlich sind die Halsdrüsen geschwollen).
05, 6C, 07.XX.XX

Mund

Grünlich-weißer Belag auf der Zunge und innen an der Unterlippe.
18, 12C, 22.XX.XX

Trockener Mund.
09, 9C, 00.01.XX

Vorderer Mundbereich und die Lippen sehr trocken.
10, 9C, 00.04.30

Den ganzen Tag über Trockenheit im Mund, mit gesteigertem Durst nach großen Mengen kaltes Wassers.
04, 6C, 03.00.00

Trockenheit im Mund durch Teetrinken, mit einem bitteren Geschmack.
07, 30C, 00.01.20

Geschwür links an der Innenseite der Wange.
09, 9C, 17.XX.XX

Geschwür oben im Mund zwischen Wange und Zahnfleisch.
10, 9C, 21.XX.XX

Schmerz im Kiefer, als ob ich etwas kauen würde.
10, 9C, 00.04.30

Ruckender Schmerz im oberen Gaumen und Zahnfleisch, der dann im ganzen Mund herumwanderte.
18, 12C, 12.01.40

Scharfer, schneidender Schmerz im ganzen Zahnfleisch.
05, 6C, XX.XX.XX

Wundheitsgefühl an der rechten Zungenseite, wie von einem Bläschen.
09, 9C, 62.XX.XX

Wundes Stechen im Zahnfleisch, schlimmer durch Berührung, Salziges und Gewürztes.
13, 30C, 05.XX.XX

Exzessiver Speichelfluß.
10, 9C, 00.04.30

Vermehrter Speichelfluß.
16, 30C, 00.06.00

Kann keine Wörter aussprechen; als ob die Zunge ihren Dienst versagen würde, es ist eine Anstrengung, die Zunge rollen zu lassen.
09, 9C, 02.11.XX

Metallischer Geschmack.
10, 9C, 02.12.00

Metallischer Geschmack im Mund, besser durch ein Glas Wasser.
05, 6C, 13.XX.XX

Zähne

Zahnschmerz beim Zähneputzen mit kaltem Wasser.
11, 12C, 03.XX.XX

Schmerz, schneidend, wie empfindliche Zähne. Schlimmer beim Essen, Trinken und durch kalten Wind.
11, 12C, 04.XX.XX

Schmerz, rechte untere Zahnreihe, durch kalte Milch.
11, 12C, 10.XX.XX

Schmerz, schneidend, plötzlicher Nervenschmerz in Zähnen und Zahnfleisch, schlimmer am Zahnfleisch rechts oben, gefolgt von einem klopfenden Schmerz. Schlimmer durch kaltes Wasser, besser durch heiße Getränke.
05, 6C, 00.03.55

Innerer Hals

Das Essen bleibt mir im Hals stecken.
07, 30C, 00.01.00

Schmerzloses Bläschen auf der rechten Seite des Zäpfchens.
16, 30C, 12.XX.XX

Halsschmerz oben im Rachen beginnend, schlimmer durch das Essen von Orangen.
05, 6C, 01.23.35

Kratzen und rauhes Gefühl im Hals, schlimmer beim Husten, besser durch heiße Getränke. Schlimmer links, einige Stunden später erstreckt es sich zu den Ohren.
05, 6C, 03.00.30

Kratzen und rauhes Gefühl in der Trachea beim Husten und Niesen. Besser bei klarem Auswurf.
05, 6C, 03.02.XX

Scharfer, schneidender Schmerz im Hals hinten links, wie ein Kratzen, von unten bis ganz oben in der Kehle.
05, 6C, 01.14.15

Beim Erwachen etwas Halsschmerzen mit trockenem, ausgedörrtem Hals.
04, 6C, 13.00.00

Wunder und prickelnder Hals beim Erwachen. Besser gegen 13 Uhr.
10, 9C, 23.00.00

Unterkieferdrüsen geschwollen und schmerzhaft bei Berührung (gewöhnlich sind die Halsdrüsen geschwollen).
05, 6C, 07.XX.XX

Äußerer Hals

Frostiges Gefühl im Halsbereich. Ich trug sogar in der Sonne einen Schal. Dies hielt während der gesamten Prüfung an.
07, 30C, 14.00.00

Magen

Mein Appetit hat nachgelassen. Ich war nicht sonderlich hungrig, obwohl ich eine Mahlzeit ausgelassen hatte.
02, 6C, 01.XX.XX

Verringerter Appetit, immer noch gering um die Mittagszeit.
02, 6C, 02.XX.XX

Appetit verringert für mehrere Tage.
04, 6C, 04.00.00

Kein Hunger beim Aufwachen.
10, 9C, 11.00.00

Den ganzen Tag vermehrter Appetit.
05, 6C, 06.XX.XX

Appetit vermehrt.
07, 30C, 11.XX.XX

Immer noch hungrig, aber nicht mehr so sehr wie gestern. Ich esse etwa alle drei Stunden etwas.
07, 30C, 02.XX.XX

Mein Magen fühlt sich kalt an, später spannt er, besser durch Trinken von etwas Warmen.
16, 30C, 00.06.00

Kälte im Magen, besser durch warme Getränke, aber nicht durch warmes Essen. Völlegefühl ohne Auftreibung.
16, 30C, 00.14.00

Aufstoßen. Kalte Getränke besserten.
05, 6C, 03.12.XX

Aufstoßen während des Essens. Mein Magen fühlt sich gebläht an, aber ohne Völlegefühl.
16, 30C, 00.05.00

Völlegefühl, das durch Aufstoßen besser wird.
16, 30C, 00.14.30

Rülpsen wie verrückt. Nach dem Essen von Nüssen besserte sich die Schwere im Magen.
05, 6C, 03.05.25

Aufstoßen. Viel Luft und Gluckern, auf- und absteigend.
10, 9C, 03.08.00

Aufstoßen, als meine Beine massiert wurden.
14, 30C, 21.XX.XX

Aufstoßen mit leicht bitterem Geschmack.
05, 6C, 03.14.35

Aufstoßen sehr bitter und sauer.
05, 6C, 22.XX.XX

Aufstoßen mit dem Geschmack von Lagerbier.
04, 6C, 08.00.00

Saures Aufstoßen erzeugt für kurze Zeit ein Brennen im Ösophagus.
16, 30C, 00.09.30

Verlangen nach Wein.
09, 9C, 16.XX.XX

Abends Verlangen nach Wein.
04, 6C, 05.09.50

Unstillbarer Durst den ganzen Tag über.
14, 30C, 05.XX.XX

Durst nach Wasser, unstillbar, schlimmer nachts.
04, 6C, 06.00.00

Verlangen nach kaltem Wasser.
04, 6C, 03.19.20

Durst auf kaltes Wasser.
09, 9C, 00.01.XX

Gesteigerter Durst.
10, 9C, 02.06.00

Durstlos, Abneigung gegen Flüssigkeiten.
16, 30C, 04.XX.XX

Schweregefühl im Solarplexus. Während und nach dem Essen fühlt sich der Magen an wie gebläht und voller Luft.
07, 30C, 00.01.00

Schweregefühl und brodelnder Schmerz im Magen nach dem Essen; dies bewirkt eine Aufblähung des Abdomens, mit bei Druck schneidendem und wundem Schmerz unter dem linken Rippenbogen nahe des Zwerchfells. Besser durch Rülpsen, schlimmer durch lauwarme Getränke.
05, 6C, 03.06.30

Hohles Gefühl (leer) in der Magengegend. Es ist kein Schmerz, sondern eine Empfindung, die ich nie vorher hatte. Eine Empfindung wie von Wasser im Magen. Besser durch Aufstoßen.
16, 30C, 00.02.00

Schluckauf, zwei Stunden nach dem Mittagessen.
05, 6C, 05.XX.XX

Übelkeit beim Aufstehen.
04, 6C, 19.00.00

Übelkeit, „wackliges" Unwohlsein, schlimmer nach dem Essen.
10, 9C, 12.13.XX

Übelkeit nach dem Trinken von Lagerbier, blieb bis zum Schlafengehen.
04, 6C, 10.12.05

Übelkeit, unmittelbar nach dem Essen eines Apfels.
04, 6C, 14.14.30

Unwohlsein, besser durch Mittagessen, besser nachmittags.
10, 9C, 23.05.00

Übelkeit, besser durch Hinlegen. Starker Puls, begleitet von der Empfindung von etwas sich Drehendem im oberen Teil des Magens, gefolgt von lauten, rumpelnden Geräuschen der Verdauungssäfte, was die Übelkeit besserte.
16, 30C, 02.06.XX

Übelkeit, besser durch Hinlegen. Lautes Rumpeln der Verdauungssäfte im Abdomen, was die Übelkeit besserte.
16, 30C, 07.04.XX

Plötzliches Erbrechen mit viel Speichelfluß. Empfindung, als ob der hintere Teil des Halses sich absenken würde.
07, 30C, 00.01.00

Erbrechen morgens. Nach dem moderaten Genuß von Alkohol verspürte ich ein plötzliches Bedürfnis, mich zu erbrechen. Ich erbrach eine klare Flüssigkeit, dann wurde mir übel.
16, 30C, 07.03.XX

Brennender Schmerz, unmittelbar nach einem Hühnchen-Sandwich („chicken tikka sandwich"), fünf Minuten lang. Stark gewürztes Essen verschlechterte die nächsten paar Tage.
05, 6C, 04.XX.XX

Ziehender Schmerz in der oberen, linken Magengegend. Besser durch tiefes, langsames Atmen.
16, 30C, 00.00.15

Schmerzen, Koliken und Bauchgrimmen.
10, 9C, 19.XX.XX

Schneidender Schmerz, zusammen mit diffusen, flüchtigen Schmerzen, sechs Stunden lang.
10, 9C, 01.01.00

Wunder Schmerz wie zusammengedrückt.
10, 9C, 12.XX.XX

Straffes Gefühl im Magen, als würde etwas darin liegen und nach innen und unten drücken. Aufstoßen bessert.
16, 30C, 03.02.XX

Das straffe Gefühl hat sich zu einem Zusammenschnürungsgefühl hin entwickelt. Es beginnt im Magen, geht nach oben und endet 6 cm unterhalb der Brustwarze auf der linken Brustseite. Ein flatterndes Gefühl,

zwischen Brust und Magen hin und her springend. Dieser Vorgang wiederholt sich mehrere Male. Druck, Aufstoßen und Essen bessern.
16, 30C, 03.04.XX

Rektum

Eine leichte Kongestion im Rektum erleichterte den Stuhlgang nach den Mahlzeiten.
15, 12C, 01.XX.XX

Obstipation, schwierige Stuhlentleerung. Hinterher breiiger Stuhl.
05, 6C, 02.14.35

Obstipation über 48 Stunden. Stuhlgang an jedem zweiten Tag bis zum 21. Tag.
05, 6C, 03.XX.XX

Die Konsistenz des Stuhls wechselt zwischen hart und weich.
05, 6C, 13.XX.XX

Diarrhöe und Flatulenz, auch in der Nacht.
04, 6C, 03.13.35

Diarrhöe mit Durstlosigkeit.
04, 6C, 04.00.00

Diarrhöe, gefolgt von erhöhter Energie.
04, 6C, 19.14.XX

Am Morgen vier Stunden lang stündlich lockerer Stuhl.
09, 9C, 26.XX.XX

Häufiger Stuhlgang. Etwas lockerer.
10, 9C, 12.XX.XX

Stuhlgang häufig. Zwei bis dreimal am Tag.
14, 30C, 08.XX.XX

Explosive Flatulenz.
04, 6C, 08.00.00

Vermehrte und stinkende Winde.
15, 12C, 01.00.00

Jucken am Anus.
16, 30C, 04.XX.XX

Sehr intensiver Schmerz im Rektum durch sexuelle Erregung.
18, 12C, 05.16.00

Sehr intensiver Schmerz, Ziehen und Zerren unten in der Vaginal-/Analgegend (zwei Tage vor den Menses).
14, 30C, 04.10.XX

Drückendes Reißen im Rektum nach Stuhlgang, erstreckt sich zu den Genitalien.
18, 12C, 14.10.XX

Schneidender Schmerz im Rektum erstreckt sich zu den Ovarien, schlimmer beim Stuhlgang.
05, 6C, XX.XX.XX

Stuhl

Große Mengen von dünnem, weichem Stuhl, ockerfarben, mit Frösteln und Schwächegefühl in den Oberschenkeln. Leichtes Brennen im Anus hinterher.
04, 6C, 02.22.40

Stuhl gelb, lose und stinkend, abwechselnd mit hartem Stuhl.
05, 6C, 02.14.35

Stuhl spärlich, trocken, dunkelbraun, mit ein wenig Schleim.
05, 6C, 06.XX.XX

Harnorgane

In Erwartung von Arbeit musste ich 6 - 8 mal urinieren, nachdem ich eine einzige Tasse Tee getrunken hatte.
18, 12C, 21.XX.XX

Häufiger Harndrang mit kleinen Mengen.
08, 12C, 00.02.XX

Reichlich Urin.
08, 12C, 01.23.40

Aromatischer Geruch des Urins. Kraftvoller Strahl, reichliche Entleerung.
08, 12C, 01.15.00

Konzentrierter Urin von saurer Qualität.
08, 12C, 03.XX.XX

Sehr dunkler Urin mit rötlicher Färbung und sehr strengem Geruch.
04, 6C, 18.10.20

Zwicken im Nabel beim Urinieren. Schlimmer durch festen Druck.
08, 12C, 01.10.XX

Hitzeempfindung beim Wasserlassen.
08, 12C, 02.12.XX

Beim Sitzen plötzlich ein lanzierender Schmerz in der rechten Niere.
07, 30C, 04.09.40

Männliche Genitalien

Kältegefühl im ganzen Penis mit Ameisenlaufen in der Vorhaut sowie schneidendem, drückendem Schmerz auf der rechten Seite der Blase. Die Kälte war schmerzhaft. Ich dachte, dass eine Erektion den Penis erwärmen würde, aber ich konnte keine herbeiführen, weder durch Vorstellungskraft, noch durch direkte Manipulation.
16, 30C, 08.03.XX

Verlangen nach Sex mit starker Erektion, die noch lange nach dem Erguß anhielt, was eine weitere Vereinigung erlaubte. Trotz alledem war der sexuelle Genuß vermindert und der Akt ohne jegliche Inspiration, beinahe routinemäßig durchgeführt.
16, 30C, 02.15.XX

Kein Verlangen. Kein sexuelles Interesse.
16, 30C, 01.04.XX

Kein Verlangen. Kein sexuelles Verlangen, nicht einmal, als ich meine Frau nackt sah.
16, 30C, 07.04.XX

Schießender Schmerz im rechten Hoden.
16, 30C, 00.07.00

Intensiver, scharfer Schmerz an der Spitze der Vorhaut für einen ganz kurzen Moment, eine halbe Sekunde. Ich machte vor Schmerzen einen Satz.
16, 30C, 00.14.30

Der Samen riecht nach Fisch.
16, 30C, 08.04.XX

Reichlicher Samenerguß.
16, 30C, 08.04.XX

Weibliche Genitalien

- **Ausfluß**

Im Sitzen spürte ich den Ausfluß aus der Vagina.
04, 6C, 04.10.50

Mehr Ausfluß, bräunlich; erster Tag der Menses.
18, 12C, XX.XX.XX

Brauner Ausfluß über sechs Tage nach dem Ende der Menses.
09, 9C, 96.XX.XX

Leukorrhoe dicker und gelber wie gewöhnlich.
04, 6C, 05.00.00

Leukorrhoe am neunten Tag des Zyklus, etwas weißlich/gelber Ausfluß.
05, 6C, 08.XX.XX

Ausfluß riecht nicht so stark wie sonst (Heileffekt).
05, 6C, 03.XX.XX

Innerliches Jucken mit leicht gelbem Ausfluß, der ins leicht pinkfarbene geht.
09, 9C, 56.XX.XX

Jucken in der Scheide. Muß mich kratzen.
18, 12C, 03.12.XX

Unwiderstehliches Jucken außen in der Vaginalgegend (den ganzen Tag).
18, 12C, 29.XX.XX

Juckender Pickel auf der Klitoris mit klarer Absonderung aus dem Pickel.
14, 30C, 03.XX.XX

Weiße Absonderung aus dem Pickel auf der Klitoris.
14, 30C, 08.XX.XX

Luftabgang aus der Vagina zwischen 12 Uhr und 14 Uhr. Normalerweise passiert das nur nach Koitus.
05, 6C, 12.XX.XX

■ **Menses**

Menses fünf oder sieben Tage zu früh. Schmerzlose Menses.
14, 30C, 06.XX.XX

Zyklus verkürzt auf 24 Tage. Normal sind 28 Tage. Die Menses begannen mit braunschwarzem Ausfluß, gefolgt von rotem Blut, keine Klumpen, nicht zu stark, aber sieben Tage lang (länger als sonst). Eine der besten Perioden, die ich seit Jahren hatte.
05, 6C, 24.XX.XX

Menses zwei Tage zu früh, am 26. Tag.
06, 6C, 13.00.00

Die Menses kamen heute eine Woche zu früh; sie waren vier bis fünf Tage lang ein bißchen bräunlich, dann erschien rotes Blut und sie kam richtig in Fluß (wie zu Beginn der Prüfung waren die letzten beiden Perioden wieder normal, wie vor der Prüfung).
08, 12C, 176.XX.XX

Die Menses dauerten nur eineinhalb Tage (sehr ungewöhnlich).
13, 30C, 16.XX.XX

Sich hinziehender, starker Blutfluß, auch nach fünf Tagen noch.
09, 9C, 66.XX.XX

Die Menses dauerten 16 Tage. Leicht brauner Ausfluß über weitere vier Tage.
09, 9C, 89.XX.XX

Der Menstruationsfluß stoppte im Schlaf.
09, 9C, 61.XX.XX

Dunkler, klumpiger Blutfluß.
09, 9C, 67.XX.XX

Helle, schwere Klumpen beim Aufstehen.
09, 9C, 72.XX.XX

■ **Begleitsymptome der Menses**

Müdigkeit beim Eisprung.
04, 6C, 10.00.00

Keine der prämenstruellen Symptome wie zorniges Schreien, wunder Gaumen, Lippenherpes oder Müdigkeit. Ich war ausgeglichen, ein Energiebündel. Während der ganzen Periode glücklich, viel am Kichern.
04, 6C, 20.06.50

Müdigkeit während und nach der Periode. Normalerweise passiert dies vorher.
04, 6C, 23.00.00

■ **Schmerz**

Intensiver, ziehender, pressender Schmerz in der Vagina und Analgegend zwei Tage vor den Menses.
14, 30C, 04.00.XX

Schneidender Schmerz wie von Nadeln im unteren Abdomen und in den Ovarien - er weitet sich aus zu schlimmen, krampfenden Schmerzen an der Vorderseite beider Oberschenkel hinunter bis zu den Knien. Er zieht auch rund um die Hüften zum unteren Rücken - wehenartiger Charakter. Die Schmerzen sind heftig. Schmerz vor dem Einsetzen des Blutflusses, dabei Umhergehen und Ruhelosigkeit. Irgendwie steht der Schmerz mit dem in den Oberschenkeln in Verbindung. Alles wird viel besser durch ein heißes Bad.
13, 30C, 14.XX.XX

Meine Periode ist morgen fällig und ich habe sehr heftige Periodenschmerzen, schneidend, wie heiße Stricknadeln, sehr weit unten, direkt über dem Schambein, später bis in den Rücken ziehend.
13, 30C, 12.XX.XX

Ich wachte letzte Nacht vor Schmerzen auf und war ruhelos. Jedesmal wenn ich erwachte, lag ich mit dem Plumeau quer im Bett. Um 8.30 Uhr musste ich aufstehen, da die Schmerzen im Liegen immer noch schlimm waren. Ich wollte etwas tun, dann setzte ich

mich auf, dann fing ich an umherzugehen und vergaß dabei, was ich hatte tun wollen.
13, 30C, 13.XX.XX

Die Schmerzen werden viel besser durch das Einsetzen der Periode. Die Blutung ist sehr spärlich, aber klumpig. Ungewöhnlich für den ersten Tag der Periode.
13, 30C, 15.XX.XX

Kein Schmerz. Die Blutung hat vollständig aufgehört. Ich kann mich nicht erinnern, jemals eine Periode gehabt zu haben, die nur eineinhalb Tage gedauert hat.
13, 30C, 16.XX.XX

Plötzlicher, stechender Schmerz im rechten Eierstock.
07, 30C, 04.07.00

Zwicken im linken Eierstock.
09, 9C, 16.XX.XX

Wundheit an der Scheidenöffnung, schlimmer bei Berührung.
21, 12C, 23.XX.XX

■ **Sex**

Gesteigertes sexuelles Verlangen.
04, 6C, 00.00.00

Genieße den Sex. Er ist fließender. Weniger abhängig vom Ehemann.
07, 30C, 07.00.00

Erhöhte sexuelle Empfindung und der Sex ist aufregender. Wir kuschelten und redeten hinterher.
09, 9C, 01.16.XX

Atmung

Langsame, tiefe Atmung.
16, 30C, 00.07.00

Das Atmen geht leichter. Es scheint, als ob die Luft leichter durch Nase und Halse käme. Die einströmende Luft fühlt sich kühl und frisch an.
16, 30C, 00.12.30

Leicht außer Atem mit Husten. Außer Atem beim Ersteigen einer Treppe.
05, 6C, 07.XX.XX

Seufzen.
16, 30C, 01.08.XX

Husten

Husten abends, besser beim Aufwachen am nächsten Morgen.
10, 9C, 03.16.00

Husten, besser durch heiße Getränke.
10, 9C, 02.08.00

Beim Liegen im Bett trockener Husten mit Kitzeln im Hals, schlimmer durch kaltes Wasser. Normalerweise wird es durch kaltes Wasser besser.
04, 6C, 08.14.50

Trockener Husten, plötzliche, anfallsartige, paarweise Hustenstöße
07, 30C, 01.23.00

Trockener Husten, anfallsweise, paarweise Hustenstöße, mit Reizung im Hals. Es entwickelte sich zu Halsschmerzen.
07, 30C, 01.23.50

Trockener, quälender Husten, besser im Liegen, ohne Auswurf. Besser nach dem Zubettgehen.
05, 6C, 05.00.XX

Trockener, kitzelnder Husten. Schlimmer beim Atmen durch den Mund. Besser beim Atmen durch die Nase.
10, 9C, 02.08.00

Harter, trockener Husten weckt nachts aus dem Schlaf.
14, 30C, 07.XX.XX

Hohler, bellender Husten im Bett.
11, 12C, 05.XX.XX

Scharfer, kitzelnder, bellender Husten, schlimmer abends und durch kalte Getränke. Besser durch warme Getränke.
09, 9C, 55.XX.XX

Anspannung im unteren Abdomen mit Husten.
09, 9C, 67.XX.XX

Brust

Zusammenschnürung im Solarplexus, kommt und geht plötzlich.
18, 12C, 00.21.55

Zusammenschnürung an einer kleinen Stelle, als ob ein Loch das Gewebe ringsum aufsaugen würde.
16, 30C, 03.13.XX

Zusammenschnürung in der Brust bei Husten mit klarem Auswurf.
05, 6C, 04.XX.XX

Wundheit mit leichtem Pfeifen in den Bronchien.
11, 12C, 08.XX.XX

Schmerz in der linken Brustseite beim Husten.
04, 6C, 03.04.05

Stechen, beide Brüste, seitlich.
09, 9C, 13.XX.XX

Schmerzen seitlich an der linken Brust.
09, 9C, 11.XX.XX

Schmerzen in der rechten Brust.
09, 9C, 17.XX.XX

Schmerzen beim Einatmen, schlimmer beim Bücken, bei Vorwärtsbewegung und beim Armheben.
09, 9C, 62.XX.XX

Zusammenkrampfen seitlich an der rechten Brust.
11, 12C, 02.XX.XX

Schneidender Schmerz in der rechten Brustwarze, als käme er aus der Warze.
04, 6C, 13.08.00

Schneidender Schmerz in der rechten Brust, von innen nach außen ziehend.
11, 12C, 03.XX.XX

Stechender Schmerz im linken, unteren Brustbereich beim Gehen in frischer Luft.
08, 12C, 07.06.50

Einschränkung der Lungenfunktion mit Husten.
05, 6C, 08.XX.XX

Seltsame Empfindung beim Atmen. Wenn die Luft durch den Hals ging, hatte ich ein flatterndes Gefühl in Brust und Bronchien.
05, 6C, 17.06.00

Empfindung in der rechten Brust, als ob etwas versuchen würde, durch den Milchgang nach außen zu dringen.
05, 6C, 17.07.XX

Gefühl wie von einem Kloß in der Brust beim Erwachen.
18, 12C, 01.06.30

Fühle einen Kloß am Solarplexus. Ich kann nicht tief Luft holen, die Luft kommt nicht richtig durch. Schlimmer im Stehen, besser im Sitzen.
18, 12C, 173.XX.XX

Spürte etwas wie einen Kloß am Solarplexus.
18, 12C, 176.XX.XX

Wundheitsgefühl in der Brust.
09, 9C, 59.XX.XX

Verhärtung im linken Teil der Brust auf einem kleinen Fleck von 5 cm Durchmesser. Der Schmerz wechselt den Ort zu einem Punkt im Rücken, gegenüberliegend auf gleicher Höhe. Es fühlt sich an wie etwas, was durch die Brust geht, wobei ich aber nur die Punkte spüren kann, an denen es ein- und austritt.
16, 30C, 03.10.XX

Ein Angstgefühl in der Brust, als könne jeden Augenblick Herzklopfen einsetzen.
21, 12C, 03.XX.XX

Kitzeln hinter dem Sternum.
09, 9C, 70.XX.XX

Rücken

Pickel mit Eiter auf dem rechten Oberschenkel und dem Gesäß.
05, 6C, 15.00.00

Rückenschmerz vom Nacken ausstrahlend zur rechten Seite des Hinterkopfes, empfindlich bei Berührung, besser durch Massage.
09, 9C, 02.09.XX

Beim Erwachen ein intensiver Schmerz zwischen dem letzten Zervikal- und dem ersten Thorakalwirbel. Er konzentriert sich auf ein kleines Areal und hält an bis 18 Uhr, schlimmer beim seitlichen Drehen des Kopfes oder beim Neigen des Kopfes nach vorne.
21, 12C, 28.XX.XX

Stechende Schmerzen, linke Lumbal-, Sakralregion und rechter Hinterkopf.
09, 9C, 06.XX.XX

Die Muskeln sind schmerzhaft bei Druck. Schmerz in der linken Gesäßhälfte ischiasartig, erstreckt sich durch den unteren Rücken hinauf zu den Schultern.
05, 6C, 03.05.25

Schneidender Schmerz beim Aufwachen, wie ein scharf abgegrenzter Punkt in der Schulter, schlimmer beim Drehen des Kopfes nach rechts. Er erstreckt sich ab mittags vom Trapezmuskel zum Nacken. Auch ein schneidender Schmerz an der medialen Ecke der rechten Skapula und im Bereich zwischen dieser Stelle und dem Nacken.
21, 12C, 45.XX.XX

Schneidender Schmerz, linke Skapula, schlimmer beim Pendeln des Armes, besser durch Halten des Armes wie in einer Schlinge.
04, 6C, 01.06.46

Schlagartige, schneidende Schmerzen erscheinen und verschwinden plötzlich wieder. Mediale Seite der rechten Skapula, dann rechte Nackenseite, dann Lumbalwirbel über dem Sakrum und dann in der Mitte des Gesäßes. Schlimmer beim Aufstehen aus dem Bett.
05, 6C, 00.05.15

Im Sitzen plötzlicher, stechender Schmerz in der rechten Niere.
07, 30C, 04.09.40

Schneidender Schmerz im linken Gesäßteil, sich erstreckend bis in den linken Oberschenkel, schlimmer im Sitzen oder beim Liegen auf der linken Seite.
04, 6C, 00.04.05

Krampf, linke Lumbalregion, ausstrahlend ins Bein. Besser durch Hinlegen und Ausstrecken.
09, 9C, 00.11.XX

Ein Krampf "wirft mich aus der Bahn". Ein tiefer Schmerz auf der rechten Seite, schlimmer durch Bewegung und Heben des Knies. Schmerzen im unteren Sakrum, links, besser durch Strecken und tiefgehenden Druck.
09, 9C, 54.XX.XX

Spannung im Nacken, als ob ein Nerv eingeklemmt wäre, gefolgt von einem Alptraum.
08, 6C, 54.XX.XX

Extremitäten

Kalte Hände.
10, 9C, 11.04.30

Kalte, nasse, klamme Füße.
05, 6C, 06.XX.XX

Füße sehr schweißig; geruchlos.
04, 6C 12.00.00

Warme Empfindung im linken Arm, weniger heftig als vorher im rechten Arm.
10, 9C, 05.23.30

Empfindung, als ob die Beine hinauf zur Zimmerdecke schweben wollten; prickelnd.
10, 9C, 01.10.15

Inkoordination.
16, 30C, 00.04.30

Hände sehr trocken, rauh und papierartig; Innenflächen rot.
10, 9C, 21.00.00

Eine Blutblase auf der Sehne des Mittelfingers der linken Hand, sie tut weh bei Berührung.
05, 6C, 19.XX.XX

Ausschlag auf den Schienbeinen, juckend, besser in heißem Wasser.
04, 6C 28.00.00

Hautausschlag, leicht erhaben und etwas juckend, seitlich auf dem Oberarm.
04, 6C 00.05.50

Hautausschlag, leicht erhaben und etwas juckend, erstreckt sich die Arme hinunter.
04, 6C 21.00.00

Nach einer Dusche oder einem Bad juckender Hautausschlag, er erreicht die Größe einer Münze, am rechten Schienbein.
04, 6C 06.00.00

Pickel auf der rechten Gesäßhälfte und dem Oberschenkel.
05, 6C, 15.XX.XX

Schmerzen in der rechten Schulter, als ob der Knochen wund wäre.
09, 9C, 18.XX.XX

Tiefsitzender Schmerz im rechten äußeren Bizepsmuskel, wie durch Überlastung. Schlimmer beim Heben des Armes.
09, 9C, 54.XX.XX

Schmerzen in den Armen wie wund und empfindlich, von den Handgelenken bis zu den Ellbogen mit innerlichem Hitzegefühl. Auf beiden Seiten, schlimmer links.
05, 6C, 17.XX.XX

Schmerzen in den Knochen der linken Hand.
09, 9C, 20.XX.XX

Ischiasartiger Schmerz im rechten Bein im Stehen. Schlimmer durch Ausstrecken des Beines, besser im Sitzen, wenn das Bein ausgestreckt auf einem Stuhl ruht.
05, 6C, 10.XX.XX

Im Bett: Schmerzen in der Oberschenkelmuskulatur. Besser durch Strecken der Beine in die Luft.
21, 12C, 41.XX.XX

Schmerzen und Nagen in der Hüfte, ähnlich dem Oberschenkelschmerz. Es begann heute morgen und verschwand nachmittags.
21, 12C, 42.XX.XX

Schmerzen im Knie beim Gehen.
09, 9C, 05.XX.XX

Kneifen im Knieinnern.
09, 9C, 04.XX.XX

Schmerz im linken Knie, schlimmer beim Abwärtsgehen.
09, 9C, 20.XX.XX

Ziehender Schmerz im Knie, besser beim Sitzen im Lotussitz.
05, 6C, 05.XX.XX

Spannung in den Knien. Spannungsgefühle dort sind normal bei mir, aber diesmal sind sie stärker. Viel schlimmer durch Reiben.
13, 30C, 07.XX.XX

Wenn ich sitze, empfinde ich eine beinahe schmerzhafte Spannung in den Knien. Empfindung von Zucken/Hüpfen in den Knien und direkt darüber, innerlich und heftig.
13, 30C, 08.XX.XX

Der gewohnte Knieschmerz in beiden Knien nach Gehen fehlt, er scheint geheilt zu sein.
04, 6C 00.04.05

Schmerz an der linke Außenseite der Wade im Gehen.
09, 9C, 59.XX.XX

Steifigkeit und Wundheitsgefühl der Waden.
14, 30C, 21.XX.XX

Sehnenschmerzen, sie erstrecken sich von der Kniekehle zur Innenseite der Wade. Schlimmer beim Ausstrecken und im Gehen.
05, 6C, 05.XX.XX

Krampfender Schmerz im rechten großen Zeh. Als dieser Schmerz intensiver wird, verringert sich das Zusammenschnürungsgefühl in der Brust und verschwindet schließlich vollkommen.
16, 30C, 03.15.XX

Ziehender Sehnenschmerz im rechten Arm.
05, 6C, 00.10.45

Ziehender Schmerz in den Fingern der rechten Hand.
05, 6C, 02.05.00

Ischiasartiger Schmerz, er zog das linke Bein hinab, von der Pobacke zur Wade. Ein kontinuierliches Ziehen weckte mich auf. Besser durch Aufstehen.
05, 6C, 24.XX.XX

Ein schneidender Schmerz auf der Vorderseite des rechten Oberschenkels weckte mich nachts.
04, 6C 07.17.30

Schießender Schmerz im rechten Fuß.
09, 9C, 20.XX.XX

Sengender, brennender, austrocknender Schmerz oben auf der linken Schulter, erstreckt sich hinunter zum Deltamuskel und bis zum Anfang des Unterarms. Schlimmer durch Bewegung, besser in Ruhe.
05, 6C, 19.XX.XX

Prickeln in Armen und Händen, muß sie kneifen und schütteln.
21, 12C, 176.XX.XX

Schlaf

Schlief tief und fest.
02, 6C, 03.00.00

Mein Schlaf war tiefer. Erwachte nicht wie sonst.
15, 12C, 02.00.00

Ich erwachte erholt und erinnerte mich an keine Träume - das ist ungewöhnlich.
04, 6C 01.22.35

Schläfrig, ich muß mich hinlegen und schlafen. Hinterher ging es mir besser.
02, 6C, 03.15.30

Müde, schläfrig um 15 Uhr.
16, 30C, 00.10.30

War schläfrig. Ich legte mich hin, schlief aber nicht, besser ab 17 Uhr.
02, 6C, 04.14.00

■ Erwachen

Ich schlief nicht gut, wachte auf und konnte nicht wieder einschlafen.
02, 6C, 05.00.00

Erwachte um 3.30 Uhr. Ich fühlte mich wie ausgetrocknet und hatte Verlangen nach Wasser.
04, 6C 03.19.20

Erwachte um 4 Uhr. Konnte nicht schlafen.
10, 9C, 03.00.00

Erwachte um 4 Uhr. Jede Nacht, fünf Nächte lang.
10, 9C, 06.00.00

Erwachte um 5 Uhr. Konnte nicht schlafen.
10, 9C, 05.00.00

War wach in der Zeit von 5.30 Uhr bis 6 Uhr und konnte nicht wieder einschlafen. Generell weniger Schlaf.
05, 6C, 43.00.00

■ Schlaf unterbrochen durch Schmerz

Schlaf unterbrochen durch Kältegefühl im Magen.
16, 30C, 00.10.30

Bleibe wach wegen Schlaflosigkeit aufgrund von Schmerzen in Kopf und Augen (nach Mitternacht).
16, 30C, 00.17.45

Schlaf unterbrochen durch einen nuschelnden Ton im Kopf.
16, 30C, 07.04.XX

Schlafen auf der rechten Seite ist unmöglich durch Nierenschmerzen.
09, 9C, 62.00.00

■ **Gähnen**

Ständiges Gähnen mit Schlaflosigkeit.
04, 6C 03.00.00

Anfallsartiges Gähnen, vielleicht zwanzig Mal hintereinander.
16, 30C, 01.13.XX

Gähnen, welches Knacken in den Ohren hervorruft.
15, 12C, 02.XX.XX

Gähnen den ganzen Tag über.
08, 6C, 05.00.10

Schweiß

Kein Schwitzen nachts. Normalerweise schwitze ich auf Brust und Rücken (Heileffekt).
04, 6C 03.00.00

Schwitzen beim Essen.
16, 30C, 01.13.XX

Schwitzen mit Hitzewallungen.
15, 12C, 02.XX.XX

Schwitzen durch den Geruch von Seife.
15, 12C, 05.00.10

Haut

Eine kleine Warze auf der rechten Brust mit käsigem Ausfluß.
05, 6C, 23.XX.XX

Mein Hautausschlag auf der Brust fast weg. Ich hatte ihn fast zehn Jahre (Heileffekt).
04, 6C 03.00.00

Sehr feiner, juckender Ausschlag hinter den Ohren, schlimmer links. Er erstreckt sich unter die Kiefer auf beiden Seiten und zur rechten Wange. Sehr juckend und beißend, schlimmer durch Gesichtscreme.
04, 6C 20.00.00

Entzündete Pickel auf der Rückenhaut.
05, 6C, 15.XX.XX

Hautausschlag, normalerweise Molluscum contagiosum, besteht länger und trocknet nicht.
05, 6C, 23.XX.XX

Hautausschlag - eine Beule von der Größe einer Münze - rot, weich, empfindlich, für 24 Stunden.
15, 12C, 06.XX.XX

Die rechte Handfläche ist sehr trocken und schuppig.
13, 12C, 05.XX.XX

Meine Haut fühlte sich an, als ob eine Ameise schnell einige Zentimeter darüber krabbeln und dann beißen würde. Dieses Gefühl wurde gefolgt von einem Stechen. Zuerst hatte ich diese Empfindung auf der rechten Seite der Stirn, dann an der rechten Schläfe, dann an der rechten Nackenseite, dann auf der rechten Brustseite. Dies spielte sich über einen Zeitraum von eineinhalb Stunden ab. Zu diesem Zeitpunkt ging ich dann ins Bad, um mein Hemd auszuziehen und nachzusehen, ob sich darin ein Insekt befände. Ich fand aber nichts, auch keine Zeichnung auf der Haut. Das Krabbeln und Beißen auf der Brust hielt an, dann bewegte es sich zum inneren, linken Oberschenkel, dann hinunter zum linken Innenfuß. Danach begann das Krabbeln und Beißen wahllos zwischen all den vorher aufgetretenen Stellen herumzuschwirren. Schließlich fing es auch noch auf der Spitze der Vorhaut an, und dort blieb es auch. Das Kribbeln in der Vorhaut blieb über einige Stunden mit wechselnder Intensität.
16, 30C, 12.XX.XX

Jucken auf der rechten Seite des Kinns, als ob ein Haar dort hinge.
16, 30C, 22.XX.XX

Beißen, Prickeln und Jucken nach Bad/Dusche. Hielt zwei Tage an.
04, 6C 06.00.00

Beim Erwachen Augen geschwollen und nahezu geschlossen, der Ausschlag und die Schwellung erstrecken sich jetzt auch zur rechten Gesichtshälfte hin mit roten Flecken und schrecklichem Brennen. Schlimmer durch Wasser, Kratzen und Reiben. Der Ausschlag zieht anschließend bis hinter die Ohren. Das ganze Gesicht ist angeschwollen.
04, 6C 108.00.00

Gesicht fettiger als normalerweise.
04, 6C, 02.00.00

Die Haut ist am ganzen Körper fettiger.
05, 6C, XX.XX.XX

Haut fettig und klebrig, besser durch waschen.
10, 9C, 11.08.00

Danksagung für die Mitarbeit an der Germanium-Prüfung:

- Mittel hergestellt durch Helios Pharmacy, John Morgan.
- Prüfung und Supervision durch die Dynamis Schule, Kursjahrgang 1992, England und Norwegen.
- Prüfungskoordination (UK): Joe Brooks, Veda Young.
- Prüfungskoordination (Norwegen): Anna Greta Stoewer.
- Zusammenstellung und Auswertung: Jeremy Sherr, Melanie Grimes, Joe Brooks, Veda Young.
- Informationen zur Substanz: Pauline Dawber, Penny Edwards.
- Repertorisation: Sudhir Baldota, Becca Preston und Schüler der Dynamis Schule, 1996.

Folgende Arzneimittelprüfungen von Jeremy Sherr und Dynamis School erscheinen im Verlag K.-J. Müller:

Diamant (Adamas)   ISBN 3-934087-03-5

Germanium   ISBN 3-934087-00-0

Iridium   ISBN 3-934087-04-3

Neon   ISBN 3-934087-05-1

Raps (Brassica)   ISBN 3-934087-01-9

Skorpion (Androctonus)   ISBN 3-934087-06-X

Weißkopf-Seeadler (Halilaeetus leucocephalus)   ISBN 3-934087-02-7

* * *

Folgende Arzneimittelprüfungen von Jeremy Sherr und Dynamis School sind im Fagus-Verlag erschienen:

Hydrogenium   ISBN 3-933760-02-X

Schokolade   ISBN 3-933760-01-1